何氏腹象疗法

何龙 著

U0201047

中国中医药出版社
· 北 京 ·

图书在版编目（CIP）数据

何氏腹象疗法 / 何龙著．-- 北京：中国中医药出版社，2024.12.（2025.4 重印）

ISBN 978-7-5132-9265-8

Ⅰ．R241.26

中国国家版本馆 CIP 数据核字第 2024DH7498 号

中国中医药出版社出版

北京经济技术开发区科创十三街 31 号院二区 8 号楼

邮政编码　100176

传真　010-64405721

廊坊市祥丰印刷有限公司印刷

各地新华书店经销

开本 880×1230　1/32　印张 5.5　字数 131 千字

2024 年 12 月第 1 版　2025 年 4 月第 2 次印刷

书号　ISBN 978-7-5132-9265-8

定价　39.00 元

网址　www.cptcm.com

服 务 热 线　010-64405510

购 书 热 线　010-89535836

维 权 打 假　010-64405753

微信服务号　**zgzyycbs**

微商城网址　**https://kdt.im/LIdUGr**

官 方 微 博　**http://e.weibo.com/cptcm**

天猫旗舰店网址　**https://zgzyycbs.tmall.com**

如有印装质量问题请与本社出版部联系（010-64405510）

前言

何氏腹象疗法是保定民间老中医、保定市名老中医何常永先生在家传腹部诊疗技术的基础上，通过反复临床实践验证、不断探索改良，将传统中医象思维方法自然融入其中，所创立的依象诊病、化象调病、辨象论治的独特诊疗方法。

腹象疗法作为一种传统的中医外治疗法，以命门中心论、中医升降理论、病气论为理论依据，以通、和为治疗原则。何常永认为：腹乃凡圣同居、邪正共存的地方，有元真之气，亦有污浊积聚，正邪的盛衰决定着人体的健康状况，当自然清气及五脏元真汇聚于腹，达到"虚心实腹"状态，元气充沛，人即安和；当人体病气如百川入海汇于腹时，邪胜于正，造成不通、失和，在腹部结聚成病灶，而形成病理腹象。

以腹为治的诊疗技术曾流传于河北一带，因其受中国几千年来封建思想的束缚和历史的影响，作为前辈谋生之技，现仅停留在口传心授的地步，被埋没于民间，仅为少数人所掌握，难以广泛传播。不仅如此，在传承过程中，由于多种原因使得目前懂得此疗法的人治病效果也相差甚远。何常永在其姑父——老中医魏献忠的口传心授下得其真传，经过四十余年的临床经验和潜心钻研，取其精华，融会贯通，将此疗法发挥得淋漓尽致，在治病中瞬间达到"心手合一"的状态，通过取象、化象达到诊疗一体，诊治并行，因其诊治过程中对腹象变化的把控贯穿始终，故名腹象疗法。

我作为腹象疗法的传人，自幼随父习医，多年来耳濡目染父亲治病疗疾的奇特方法，并亲眼见其神奇疗效，深信其疗效显著且有规律可循。为探寻其治病机理，立志精研中医。我本科毕业于河北医科大学，又于2009年考入北京中医药大学针灸推拿学院攻读硕士研究生，继续在中医文化的海洋汲取知识，经过深入的研究探索实践，对此疗法治病理论有了更加深刻的理解。2010年，在一次机缘巧合下与时任国家行政学院副院长的周文彰院长就腹象疗法有过深入的交流，周院长作为父亲的好友，也是腹象疗法的受益者，对于接受此疗法后身体所发生的良性改变体悟颇深，他认为此疗法为民间医学瑰宝，同样也是祖国的医学遗产，必须继承弘扬和发掘，此疗法无须针药，老少皆宜，若能普及，必能救人无数，切勿使之失传。之后我与导师李晓泓教授进行交流后将整理腹象疗法相关理论作为研究生课题研究，在恩师的大力支持和启发指导下，在同门师姐孙志芳及师兄莫捷的帮助下，我顺利地在研究生期间完成了腹象疗法的理论梳理。

我在理论梳理过程中发现，中医古籍经典著作中有许多以腹部为诊治平台的相关论述，尤其是腹诊方面的论述颇多。近年来，有部分学者收集整理了散见于中国古医籍中有关腹部诊疗技术的记载，并对其进行总结及研究，尤其是对《伤寒论》中的腹证以及《诸病源候论》中腹病的研究较多，其特点为虽诊于腹，但治疗多以汤药。

而何氏腹象疗法与之不同，不仅诊于腹，同时手法施治于腹。特色优势是该疗法注重医生之手与患者之腹的交流，辨象诊疗，能及时发现腹象的异常变化，不仅对于脏腑失调、气机不利所致的急慢性疾病、情志病、疑难杂症等有较准确的诊断和显著的疗效，还可以及时发现处于"无状之状，无物之象"的潜隐性疾病，故也是治未病的重要手段。

承接岐黄薪火，传承中医衣钵。我非常欣喜地看到党和国家对中医药事业的支持，并且将中医药发展上升为国家战略。在此大背景下，中医腹象疗法作为一种奇特有效的中医外治疗法，其疗效及安全舒适性已经被广大患者所认可。作为一名医务工作者，同时作为腹象疗法继承者，我将一如既往地响应党和国家的号召，为发掘中医药宝库中的精华，继承并发展中医药事业尽自己的一份绵薄之力。正如2015年12月22日，习近平总书记在祝贺中国中医科学院成立60周年致信中所说："中医药学是中国古代科学的瑰宝，也是打开中华文明宝库的钥匙。当前，中医药振兴发展迎来天时、地利、人和的大好时机，希望广大中医药工作者增强民族自信，勇攀医学高峰，深入发掘中医药宝库中的精华，充分发挥中医药的独特优势，推进中医药现代化，推动中医药走向世界，切实把中医药这一祖先留给我们的宝贵财富继承好、发展好、利用好，在建设健康中国、实现中国梦的伟大征程中谱写新的篇章。"

何龙

2024年10月

目录

上篇　理论篇

第一节　何氏腹象疗法概述

一、腹象疗法的形成背景

（一）中医经典奠定理论基础

任何一门中医疗法，都有其充分的理论依据为支撑，方能保证其安全性、有效性，才能够得到继承和可持续发展。腹象疗法亦是如此，它的理论基础多是建立在中医学经典著作之上的，如《黄帝内经》中的"藏象学说""经络学说"以及"气化学说"等，《难经》的命门—三焦—元气学说，这些都在一定程度上作为理论依据揭示了腹象疗法治病化疾的原理，而《伤寒杂病论》中有关腹证方面的论述更是直接丰富了中医腹诊内容。

《黄帝内经》（以下简称《内经》）中的藏象学说是中医理论的重要核心组成部分。人体脏腑深藏于体内，虽然在人死后可以"解剖而视之"，然而解剖只能观察到尸体的脏腑形态，而对活体的脏腑功能活动是难以知道的。古代医家运用象思维方法，结合粗略的解剖知识，建立了藏象理论，对人体脏腑的形态、性质、功能等进行了全面的认识和探究。藏象之"象"包含具体的形象至一切可见或可感知的现象、表象。其实在道家文化中，早就形成了观察这些"象"的完整的修炼方法及验证方法。"象"可以反映脏腑生理功能、病理变化。如藏象、脉象等，腹象的"象"与这些一样，腹象可以反映人体健康状况，也可以通过腹象观察脏腑功能状态。所以，无论是藏象、脉象还是腹象，都是借助观象来诊病，通过象的变化来指导治疗方案，最终达到平象、和象的目的。

经络系统同样是古人在慧观内视状态下观察发现的，在一定程度上补充了藏象学说，发现人体除了脏腑外，还有许多连接这些脏腑及脏腑与身体的经络，其中主要有十二经络及奇经八脉。每一经络又各自与内在脏腑相连属，人体通过这些经络把内外各部组织器官联系起来，构成一个整体。体外之邪可以循经络内传脏腑，脏腑病变亦可循经络反映到体表，不同经络的病变可引发不同的症状。而中医学十二经脉的命名也是运用了取象比类之法。《灵枢·经别》云："六律建，阴阳诸经而合之十二月……十二经脉者，此五脏六腑之所以应天道。"《素问·至真要大论》云："六气分治，司天地者……天地之大纪，人神之通应也。"按照阴阳学说，阴阳之间总是消长进退、循环运转、阴极阳生、阳极阴生的。因此，三阴三阳的运转总是按一阴（厥阴）→二阴（少阴）→三阴（太阴）→一阳（少阳）→二阳（阳明）→三阳（太阳）这样的次序进行，如此周而复始，如环无端。正是阴阳消长进退的有序变化产生了一年春、夏、长夏、秋、冬季节和风、暑、火、湿、燥、寒六种气候上的变化。而人与天地之气相应，其经络运动规律与自然界变化是相通的。

《内经》认为，在以脏腑为核心、经络为通路的人体结构中，人体各部分不是孤立的，而是以"气"为介质，以"化"为方式的无和有层面上的相互作用过程。这个过程，称为气化。《内经》

中的气化学说认为，气化是通过气的运动而产生的各种多维立体性的变化。具体来说，在人体内环境中就是指精、气、血、津液各自的新陈代谢及其相互转化。在人体内部、人与自然之间，经常存在着正与邪的较量，万物由气所生，气聚成形，气化从正还是从邪，决定着人体内是否产生病气，导致病理腹象的病气，是气的异化所形成的，病气气化结聚于腹产生的病灶，也属于腹象的一部分，而治疗手法当以"化"为主，这种治疗方法可使有形病灶再次散而为气，或使病气化为和气，或是排出体外，达到人体"通""和"的状态而治愈疾病。所以说，象思维是中医理论极其重要的思维方式，与藏象理论、经络理论、气化理论、病因病机等学说密切相关，中医相关理论的形成很大程度上来源于象思维，使后人受益无穷。腹象疗法从腹部入手诊断治疗全身疾病，离不开传统医学经典学说理论的支撑。

　　自古以来，脐腹在人体中的功能作用被历代医家及丹道家所重视，并认识到命门（下丹田）是人体先天之太极，为元气始发之地，元气为生命之源，以三焦为运行通路，是人体先天动力源。"命门"一词，首见于《内经》，《内经》中命门均指眼睛，这是站在诊法的角度认为眼睛是人类生命活动规律的集中体现，人类的生命活动规律能通过眼神而表达于外，因而眼睛是医生了解人体的生命活动最关键的部位，是医生窥视生命活动的门户。《难经》却将"命门"视为与心、肝、脾、肺、肾五脏等同的"脏"，故言"脏有六者"。若依《内经》命"脏"的法则言之，凡言"脏"者必须具备"藏"的生理特征，一"藏"精，二"藏"神，二者务必兼而有之，缺一不可。《难经》之所以将"命门"以"脏"名之，是因为"诸神精之所舍……男子以藏精，女子以系胞"。可见《难经》将命门视为六脏之一，是在严格遵循命"脏"法则的前提下立论的，自此开创了命门理论之先河。所以说，命门学说始于《难经》。经过后世医家的补充、丰富和完善，命门学说逐渐发展成为一种重要的、成熟的中医理论，并有效地指导养生和临床实践。命门是人体生命之门，先天之气蕴藏所在，人体生化的来源，生命的根本。命门有生命之门的含义，它是人体生命的根本和维持生命的要素。命门的作用，概括而言：命门为元气的根本，是人体产生热能的发源地；能帮助三焦的气化；命门之火有暖脾胃、帮助饮食消化的作用；命门之火（属相火）不足或偏亢，均可产生病态；命门有纳气作用，与呼吸系统的功能密切相关。命门在两肾之间，具有炁动之功能，命门穴是其启动点。命门学说认为命门之功能应位于十二官之上，不仅为元气始发之地，还是三焦之源，命门无形，属火，即命门无形之火，在两肾有形之中。元气是命门之火与命门之精在水蒸火热下产生的，并通过三焦输布全身。命门火衰，元阳不振，三焦不通都会造成人体健康问题，而腹象疗法重视命门，通过补命门之火、通三焦、畅元气的方法可达到治病防病的目的，保持人体健康并提升机体活力。命门—三焦—元气理论在很大程度上揭示了腹象疗法的治病机理及腹象的形成原理。

《伤寒杂病论》为东汉末年著名医学家张仲景所著，是我国最早的理论联系实际的临床诊疗专书。它系统地分析了伤寒的原因、症状、发展阶段和处理方法，创造性地确立了对伤寒病的"六经分类"的辨证施治原则，奠定了理、法、方、药的理论基础。喻嘉言高度赞扬张仲景的《伤寒论》，言其"为众方之宗，群方之祖"。历代有关注释、阐发此书的著作很多。特别是注释、阐发《伤寒论》的著作，竟达三四百种之多。其中的腹诊部分，更是被众多后世医家所重视。腹诊具有客观性、重复性强的特点，可弥补舌诊、脉诊之不足。腹诊是切诊法的一种，是医者通过患者腹部进行诊断疾病的一种方法。清末医家俞根初在《通俗伤寒论》中言："胸腹为五脏六腑之宫城，阴阳气血之发源。若欲知其脏腑，则莫如按胸腹，名曰腹诊。"腹诊是相对于医生来说的，腹诊所得，加上患者所感，就是腹证。张仲景在《伤寒论》中论及腹证的条文就有114条，而《伤寒论》《金匮要略》中，有80多首方剂提到腹证，可想而知医圣张仲景对于腹诊的重视程度。

综上所述，传统中医经典理论揭示了腹象的形成原理及腹象疗法的治病机理，同时腹诊法在医家们的重视和运用中不断发展，腹象疗法属于中医外治疗法的一个分支，它是在传统中医文化的滋润下应运而生，以特殊手法作用于人体腹部并以此为诊治平台，无须针药，符合"绿色自然"的理念，随着人们对绿色疗法、自然疗法的不断了解及逐渐青睐，腹象疗法定能为人类健康保驾护航，并发挥积极且深远的作用。

（二）慧性思维下，心静神清而见象

中医不是纯粹的智能医学，而是一种慧性医学和智能医学相结合的一种中国特色的医学。什么是慧性？人类的慧性，实际上就是天赋，在西方就称为灵感与直觉，它是创造力诞生的源泉。没有这种灵感与直觉，就不会产生神奇的腹象疗法。

腹象疗法是何常永先生在继承前辈传统腹部手法的基础上，经过不断潜心钻研，临床治疗中用心感悟，治疗过程中由静入定，由定生慧，从而达到手随心动、心手合一、触腹见象、以心手治病的目的。这种能力对于精准取象、寻找病灶、治病过程中对腹象变化的精确感知起到至关重要的作用。而对于这种能力的培养，药王孙思邈早有论述，其云："今病有内同而外异，亦有内异而外同，故五脏六腑之盈虚，血脉营卫之通塞，固非耳目之所察，必先诊候以审之……唯用心精微者，始可与言于兹矣。今以至精至微之事，求之于至粗至浅之思，岂不殆哉！"简言之，唯有用心精微！这里的用心，是指用心神，治病前心神当静，只有这样慧性方能显现。诚如《大医精诚》所言"凡大医治病，必当安神定志，无欲无求"，夫心者，一身之主，百神之帅。静则生慧，动则成昏。腹象疗法以腹为治，医者以静极后的状态去查腹象，则腹象尽收眼底，手上的敏感度及以心查象的能力都会增强，即使微妙的变化也能捕捉，以此为验，则邪正可知。心静后全身每个关节、每寸肌肉、每个细胞都得到完全放松，全身上下和谐，这种状态下医者去给患者治疗，则心静法出正气充，而以正遣邪，其患自平。

（三）传统腹部诊疗手法中的创新与发展

早在《内经》中，我们就可以看到腹诊、腹疗理论的基本雏形。它提出了腹诊机理、腹诊分位、切腹定病、辨别寒热、区分虚实、预测预后及相应的按摩、针刺疗法等内容。如《灵枢·本脏》云："视其外应，以知其内脏，则知所病矣。"言明通过腹诊观察腹部变化，可以了解脏腑的病变。这无疑是腹诊证治的理论基础。《灵枢·师传》云："胃中热则消谷，令人悬心善饥，脐以上皮热；肠中热则出黄如糜，脐以下皮寒。胃中寒则腹胀，肠中寒则肠鸣飧泄。"《素问·至真要大论》云："少腹生寒，下为鹜溏。"触诊腹部寒热，可以辨别疾病寒热属性。《内经》为腹诊、腹疗的发展奠定了坚实的理论基础。

继《内经》之后，张仲景《伤寒杂病论》问世。张仲景在运用《内经》《难经》创立四诊时，尤其重视腹诊，探究腹证，使腹诊证治熔为一炉，合为一体，形成诊疗体系，应用于临床。张仲景将腹部分为心下、胸胁、脐上、脐下、小腹等腹诊部位，将诊疗所得腹证创立专名，如心下痞、心下满、心下悸、心下支结、少腹满、少腹急结、胸胁苦满、胁下硬满等。而对于治疗则多以方剂为主。

晋代葛洪《肘后备急方》中有"胸胁腹内绞急切痛，不可抑按"的描述，并载有"心下坚痛""心腹胀坚"的证候。而对于治疗，书中收载的苍梧道士陈元膏疗百病方、丹参膏，均可治疗腹内疾病。又如"盐以汤和涂儿环下，并摩妇腹上，治逆产先出足"。"小儿腹胀方:（米）粉及盐等分，合熬令变色，以磨（摩）腹即愈""令人抓其脐上三寸"，可治卒腹痛或心痛。"闭气忍之数十过，并以手大指按心下宛宛中"，可治卒心痛。

隋代巢元方的《诸病源候论》作为当时官修的第一部中医病因、病理、证候学著作，同时也可以说是一部中医诊断学专著，书中对于中医腹诊有较多的记载。在"腹痛病诸候""心腹痛病诸候""心痛病诸候""丁疮病诸候"等文中，论述了腹痛、心痛诸症的表现特点，从疼痛的部位、疼痛的性质和程度、疼痛放射的方向、疼痛发作的久暂、疼痛伴随的症状等多方面进行了鉴别，如《诸病源候论·腹痛候》指出："腹痛者，由腑脏虚，寒冷之气客于肠胃、募原之间，结聚不散，正气与邪气交争相击，故痛。""癥"是"染渐生长块段，盘牢不移"的腹部肿块，"积引岁月，人即柴瘦，腹转大，遂致死"。"瘕"是"腹部结块，瘕痛随气移动""虚假不牢"。癥瘕的前身是"腹内结饮"。腹疗则较系统地总结了摩腹的方法、医治病证及愈病机理。摩腹可以治疗腹痛、腹胀、虚劳里急、风湿痹、风邪候、大便难等。《诸病源候论·风邪候》云："若腹内有气胀，先须暖足，摩脐上下并气海，不限遍数，多为佳。如得左回右转，三七。和气如用，要用身内一百一十三法，回转三百六十骨节，动脉摇筋，血气布泽，二十四气和润，脏腑均调。"此段文字详细描述了摩腹的手法和机理，指出摩腹部须与腧穴按摩相结合，摩腹对局部和全身脏腑有调整作用。

唐宋时代，腹诊、腹疗技术也有所发展。如孙思邈在《备急千金要方》中也有关于腹诊内容的记载，如"癥坚，心下有物大如杯，不得食，食则腹满""少腹坚，大如盘，胸中胀，食不消""腹中有物坚如石，痛如斫刺，昼夜啼呼"。关于腹疗，孙思邈在论述老年保健时就强调了摩腹的重要性。如《备急千金要方》云："每食讫，以手摩面及腹，令津液通流……以粉摩腹上数百遍，则食易消，大益人，令人能饮食，无百病。"《千金翼方》云："平旦点心饭讫，即自以热手摩腹。出门庭行五六步，消息之。中食后，还以热手摩腹行一二百步，缓缓行，勿令气急。"北宋《圣济总录》首列"按摩"专论，是现存最早、最完整的按摩专论。该书对于按摩治病的机理，归纳为开达抑遏、疏泄外邪，并指出"养生法，凡小有不安，必按摩捋捺，令百节通利，邪气得泄"。该书卷一九九的神仙导引（上）中记载的"下摩生门"（生门，即脐）"运动水土"（水土，指脾肾，即以手摩两胁上下良久，又转手摩肾堂令热）两节与腹疗有关。

金元时期，许多医家在研究《伤寒论》时十分重视对腹诊内容的研究，如成无己在《伤寒明理论》中指出："大抵看伤寒，必先观两目，次看口舌，然后自心下至少腹，以手摄按之，觉有满硬者，则当审而治之。"强调诊伤寒必须按腹，并且概括了二十三种腹证。朱肱在《类证活人书》中指出脉象不能为辨证论治提供依据时，可以通过腹诊来辨其寒热虚实，如"下利三部脉皆平，按其心下硬者，急下之，协热利者，脐下必热……寒毒入胃，则脐下必寒，腹胀满"。江氏父子在《名医类案》中记载了朱丹溪的腹诊经验，其言"丹溪治一妇……小腹有块，偏左如掌大""一人年六十……上脘有块，如掌牵引，胁痛不得眠""一妇因经水过多，每用涩药，致气痛，胸腹有块十三枚""一婢……年四十……小腹当中有一气块，初如栗、渐如盏……按之痛甚，扪之高半寸"。刘昉在《幼幼新书》中指出："小儿未能语，啼啼哭不能辩者，当以手候其腹，如有实硬处，即是腹痛。"在俗称"哑科"的儿科中应用腹诊来进行辨证，具有重要的实用价值。李东垣的《脾胃论》和朱丹溪的《丹溪手镜》对诊动气做了论述，如《脾胃论》指出："夫胃病其脉缓，脾病其脉迟，且其人当脐有动气，按之牢若痛。"《丹溪手镜》指出："动气，脐旁筑筑然动跳也。由真脏之气虚发动也，虽有攻里发表之证，不可汗下。肝内证，脐左有动气；肺脐右；心脐上；肾脐下，并按之牢，若痛，必待问而知。"

　　明清时代，腹诊、腹疗有了较多的补充与完善，腹诊主要表现在动气诊法的发展、内伤杂病腹诊的完善以及温热病腹诊的开展等方面，如张景岳的《景岳全书》、虞抟的《医学正传》、唐容川的《血证论》等关于诊动气以辨体质，定病位的论述皆有新的发现。《景岳全书》曰："血积有形而不移，或坚硬而拒按；气痛流行而无迹，或倏聚而倏散。若食积痰饮皆属有形之证，弟详察其所因，自可辨识。"虞抟提出可于丹田、气海穴处诊候脐间动气。《通俗伤寒论》在"伤寒诊法"中明确提出了"腹诊"的概念，指出"胸腹为五脏六腑之宫城，阴阳气血之发源，若欲知其脏腑何如，则莫如按胸腹，名曰腹诊"。关于诊法，《通俗伤寒论》指出："其诊法，宜按摩数次，或轻或重，或击或抑，以察胸腹之坚软，拒按与否，并察胸腹之冷热，灼手与否，以定其病之寒热虚实。"张振鋆在《厘正按摩要术》中列有"按胸腹法"，提倡切诊与问诊结合。如"诊胸腹……中手寻扪，问疼不疼者，以察邪气之有无。重手推按，更问疼否，以察脏腑之虚实"。腹疗在明代小儿推拿中取得了突破性进展，自第一部小儿推拿专著《针灸大成·小儿按摩经》于1601年问世后，明清时期共出版了《小儿推拿方脉活婴秘旨全书》《小儿推拿广意》《厘正按摩要术》等十余种小儿推拿专著，对于腹部按摩的手法、取穴、诊断、主治病证做了系统总结。常用手法有按、揉、推、拿、搓、摩接、推三焦、分推腹阴阳等，常用穴位有中脘、气海、关元、丹田、天枢、神阙、脐俞（在脐四周）等。此外，陈士铎在《石室秘录》中论述了揉小腹可治疗脏腑癥结；《养生秘旨》中记载的摆身诀也是一种运胃消食的按摩法；《寿世传真》中的生精固阳的肾功，也以按摩为主。

民国时期，由于西方医学文化的冲击、北洋军阀和国民党政府对中医的排斥，使中医受到严重的摧残，腹诊、腹疗技术也未能幸免于难，几乎达到灭绝的边缘。尽管如此，仍然有一些民间医生应用腹诊、腹疗技术救死扶伤，为保障劳动人民的健康作出了积极的贡献。中华人民共和国成立后，在党和人民政府的大力扶植下，腹部诊疗技术犹如枯木逢春，日益繁荣。

腹部诊疗技术曾流传于河北一带，作为前辈谋生之技，现仅停留在口传心授的地步，被埋没于民间，仅为少数人所掌握，何常永的姑父魏献忠老中医便是少数精通腹部诊疗手法的人之一，魏献忠青年时曾拜师京城名医贾梦莲并得其真传，无论是针法还是推拿手法都堪称一绝。该疗法疗效显著，操作简单方便，且不用针药，在民间以口传心授的方式传承，对于手法操作流程及注意事项都有讲究，下面我们就来简单地介绍一下。

传统的腹部手法治疗要求患者平躺在病床上，医者端坐于患者右侧，将手置于患者腹部进行诊治，对于医者来说，医者的手是关键，因为治疗本身就是手与腹的互动，所以首先医者的手指甲尽量剪短，以避免刺激腹部皮肤引起患者表皮疼痛；其次保证手的温和，不可用蛮力，对于手法来说，传统腹部诊疗技术常用手法操作主要有一指禅推法、掌推法、揉法、摩法、拿法、按法、振法，并且手法大部分固定且单一。

何常永青年时期追随魏献忠学习腹部手法，其悟性极高，尽得魏献忠手法精髓，并经过三十余年的临床经验和潜心钻研，取其精华，融会贯通，手法刚柔相济，灵活多变，其将此疗法发挥得淋漓尽致，能在化病中瞬间达到"心手合一"的状态，并把传统象思维引入其中，通过取象、化象达到诊疗一体，诊治并行，因其诊治过程中对腹象变化的把控贯穿始终，故称为腹象疗法。腹象疗法操作继承了传统腹部诊疗法的精华，在何常永多年的实践运用观察中，治疗过程中逐渐达到心静慧生而见象，发现腹部有各种形态的病灶结聚，多以无形病气（寒性、热性、湿性、火性）、气团及有形结节、条索、包块、牛皮样或泥沙样、石子样等阻滞为主，对于病灶的化解手法，何常永发现一些特殊手法结合高频震颤对于消除有形病灶最为有效，又经过多年的潜心钻研，将多种腹部手法与高频震颤手法完美地结合在一起施于腹部，无论从治疗速度还是从治疗效果来看，都得到了显著的提高。从而形成了摸象诊病，化象治病，以五指手法为主，多种治疗手法相结合，复合震颤手法贯穿始终的腹象疗法。腹象疗法是传统腹部疗法的创新和发展，是对中医外治疗法的丰富及拓展。

二、何氏腹象疗法的治疗特点

（一）整体调理，深层治疗

整体观念是中医学理论的基本特点之一，中医学非常重视人体本身的统一性、完整性及其与自然界的相互关系。人体是一个有机的整体，构成人体的各个组成部分之间在结构上不可分割，在功能上相互协调、互为补充，在病理上则相互影响。腹象疗法是在中医整体观念的指导下对人体进行治疗的一种方法，它不是单纯针对某一系统或者某一脏腑的治疗，而是多系统、多脏腑、多方面的整体调理。与普通的推拿按摩不同，腹象疗法的治疗层次更深，维度更广，能够对人体精、气、神进行全面提升，直达扶正祛邪的治疗目标。

（二）心手合一，明心见象

腹象疗法在治疗时强调心随手动、法从手出，在诊断时一定要摒除杂念来感觉手下腹象的细微变化，逐渐进入气定神闲、心静自然明的状态，届时心中腹象自现，治疗时要做到手法和意念同时作用于腹部病灶，只有医生的心手合一，才能使手腹之间形成感应与默契。

（三）辨象论治，化象疗病

何氏腹象疗法是通过用手法采集患者的腹象，对腹象的性质及所在位置进行分析后进而有选择性地采用相应手法进行治疗，通过改变患者病理腹象，如化解痞块、疏解郁结、消癥化积等，使病理腹象逐渐恢复到正常腹象，从而实现治疗疾病的目的。

（四）重视命门，把控升降

腹象疗法重视命门在人体中的核心作用，命门作为先天之太极，位于人体腹部，命门元气通过三焦经络敷布全身，使人体正气发挥正常的抵御外邪的功能。故应用一定的手法让腹部命门太极转动起来，才能运转并推动整个机体气机运转，而通过调节脾胃的升降功能，能进一步提升人体升清降浊的代谢活动，促进五脏六腑的生理活动正常进行。

（五）身心同治，和气调神

腹象疗法较好地体现了人文关怀，注重医患之间的手腹沟通。通过手法施术于腹部，不仅可以化解消除腹内阻滞，还可以调节患者精神情绪，使七情所致的郁气排出，从而使气道通畅，气机和调，以气养神。如《素问·调经论》云："神不足者，视其虚络，按而致之……移气于不足，神气乃得复。"

（六）绿色安全，舒适自然

腹象疗法的诊治不用针药，不用仪器，治疗和诊断完全依靠"剑指掌眼"来完成，运用五指在患者腹部进行探查后便可知道疾病的准确位置，这种诊病方法能够较早地发现人体的潜隐性疾病，具有治未病的特点。而已经形成的疾病，又可以通过灵活多变的腹象手法开郁化滞、排除病气，来进行治疗，全程无痛苦，安全舒适。

三、腹象疗法的治病原理

化病之道亦通和之道，通和之道不仅是治病之道，亦是宇宙自然之道，是天道，是人道，是天人合一之道，是放之四海而皆准之道。中华民族是一个大共同体，其民族格局多元一体，其文化模式多元通和，血脉流长，纽带坚固。社会主义核心价值观的基本内容就是"通和"的最好阐释，它由三个部分组成，"富强、民主、文明、和谐"，是我国社会主义现代化国家的建设目标，也是从价值目标层面对社会主义核心价值观基本理念的提炼。深入了解和谐之道，不仅对构建和谐社会、共建和谐世界具有重要意义，还对平衡人体阴阳、保持身心健康具有明确指导作用。

（一）道以通为顺

中医的"整体观念"认为人体是一个有机的整体，构成人体的各个组成部分之间是相通的；而人体与自然界也是相通的，人体与自然界密不可分，自然界的变化随时影响着人体。所谓"通"，即没有阻碍，可以相互往来，畅通无阻。中医中"通"的意义有二，一是通脏腑、经络、三焦，打通人体升降的道，即通人体内的气道；二是通孔窍，保持人体出入之门的通畅。

1. 人体内部当通

人体内的各脏腑器官、经络气血、四肢百骸、五官九窍都是在畅通无阻的条件下，进行着环流不息的升降运动，保证了人体正常的生理活动。

（1）五脏以通为用

从生理学看，心主血脉，必须以心气的充沛和脉道的通畅为基本条件。脉道通利是血液在脉中循环不息的基本条件；肺主气，司呼吸，主宣发肃降，肺气必须升降有序，通畅舒展，内外气体才能得以交换，水道才能通利，皮毛才能开阖；脾位居中焦，通达上下，主运化，主升清，为人体气机升降之枢纽，化生水谷精微；肝主疏泄，肝气通畅，才能推动血液循环，助脾胃消化吸收；肾主水液，藏精，肾阳通畅才能气化津液，通利水道。

《金匮要略》有"五脏元真通畅，人即安和"之说，可以表现为心气通达则血行津布，主明下安；肺气宣降，气津通调，辅心行血；脾气升散，水精四布；肝气疏泄，气机畅达；肾气通达，阴阳和调。五脏通畅说明人体在正常生理情况下，气血津液流畅，升降出入，内濡脏腑，外润肌腠，人体则健康无恙。所以，维持脏腑功能正常的基础，是气血津精的流通畅达、循环有序。五脏通的关键因素在于气机的升降出入有序、五脏之间的生克平衡。若升降失调，气机郁滞，津液留聚，气血瘀阻，则是五脏疾病的主要病理变化，又可用元真闭塞不通以概之。如《素问·调经论》云："五脏之道，皆出于经隧，以行血气，血气不和，百病乃变化而生，是故守经隧焉。"说明气血不和，郁滞留聚，则阻经脉，导致五脏之道不通。同样，五脏之道有实邪阻滞，也会导致气血津液的病理变化。

人能否保持"安和"，其关键就在于五脏的元气真气通畅与否。"病之一物，非人身素有之。或自外而来，或自内而生，皆邪气也"。邪气留于经络脏腑，致使元真运行不畅，或部分不通，这时机体能够通过自身的防御调节功能，主动驱除邪气。而这一功能是通过人体内正气的运行来实现的。若邪气留于体内未能排除，而元真并未完全痞塞时，机体不一定有病态表现出来。只有当元真闭塞不通时，才证候百出。

（2）六腑以通为顺

六腑以通为用包括人体的代谢传导、运化、排泄等功能。《素问·五脏别论》云："水谷入口，则胃实而肠虚；食下，则肠实而胃虚。"说明了食物的受纳与传化过程，六腑的特性是以"传化"为主，以通为顺。正如《素问·五脏别论》所言："六腑者，传化物而不藏，故实而不能满也。"所以六腑以通为顺，不通则为病，治疗以通为主。

《灵枢·卫气》云："六腑者，所以受水谷而行化物者也。"六腑主受盛传化，饮食物需要不断地被受纳排空，这一人体的新陈代谢过程表明受纳、消化、传导的不间断的反复是一个虚实更替、有出有入的过程。受盛的饮食物在化的过程中，精华被吸收，进入血液循环运到全身各处，我们叫作升清阳；吸收剩下的糟粕，排出体外，我们称为降浊阴。腑的特点为实而不能满，以通降为顺，宜通不宜滞。如果六腑气机失于通降，不仅出现胃不受纳、失其和降的纳呆、呕吐等，还会出现胆汁逆行的黄疸、口苦，肠道失运的腹胀腹痛、便秘等腑气失于通降的疾病。满则害，滞则病，尚可使六腑壅塞不降互为影响。阳火炽盛不降犯胃，遂致胃失和降呕吐苦水，胃脘湿热熏蒸胆脉，胆汁外溢表现为黄疸；胃中实热劫夺津液，导致大肠传导不利，表现为痞满燥实。肠燥便结反之又影响胃气不降，胃气上逆，表现为呕恶。人体邪出体外，主要经六腑，六腑通，浊阴降，糟粕出。攻下派的代表人物张子和提出"陈莝去而肠胃洁，癥瘕尽而营卫昌"的观点，张氏认为攻邪之法，可以调畅气血。人体上下无碍，气机无阻，血津液无滞留，从而达到治愈疾病的目的。由于脏腑相合，所属的经络相表里，所以还可以通过六腑来泻五脏之邪，如《温热经纬》所言："移其邪由腑出，正是病之去路。"再如《金匮要略浅注补正》云："《内经》曰'五脏各有所合'此云病在脏者，当随其所合之腑而攻治耳。"心合小肠，心火旺则可用利尿通淋之法以泻心火；肺合大肠，肺气不降则可用泻下通便法起到降肺气之效。

汉代王充在《论衡》中云："欲得长生，肠中常清，欲得不死，肠中无滓。"说明了传导正常，肠中清洁，腑气通畅，则有益于健康长寿。一言以概之，六腑以通为用，浊气以降为顺。

（3）经络三焦不可不通

经络是运行全身气血、沟通表里上下、联络脏腑器官、濡养脏腑组织的通路，具有传导感应和调节人体功能活动的作用。

《灵枢·海论》云："夫十二经脉者，内属于脏腑，外络于肢节。"《灵枢·本脏》云："经脉者，所以行血气而营阴阳，濡筋骨，利关节者也。"人体之所以能成为一个复杂的生命系统，是由于经络贯通人体上下，出入表里，纵横交错，像无形的立体网络，将五脏六腑、组织器官、皮肤肌肉紧密联系起来。而人体的气血，在经络内自由流通，才能使人体阴阳之气相互交贯，脏腑相互影响，内外相互沟通。经络作为气血之道，如果不通，气的升降就会在脏腑之间出现瘀阻，随之发生疾病，严重者可导致死亡。所以《灵枢·经脉》云："经脉者，所以能决死生，处百病，调虚实，不可不通。"十二经脉交接流注始于手太阴肺经，逐经相传，至足厥阴肝经而终，复注于肺经，首尾相贯，如环无端。通则荣，不通则痛。只有经络通畅才能把人体的五脏六腑、五官九窍、皮肉筋脉、四肢百骸等组织器官联结成一个有机的整体。此外，从十二经脉的循行来看，十二经脉皆入腹里，《难经》云："十二经脉者，皆系于生气之原，所谓生气之原者，谓十二经之根本也，谓肾间动气也，此五脏六腑之本，十二经脉之根。"这充分阐明了命门即十二经脉的根蒂，经络可为命门输布元气，不可不通。

三焦，向上连接心肺胸膈，向下达肾、膀胱及大小肠，居于"脏腑之外，躯体之内，包罗诸脏，一腔之大府也"，具有运化水谷、通调水道、布散命门之火的功能。全身之气的升降出入运动，有赖于道路的通畅。诚然，经络为机体气血运行之道，而三焦更是气机升降的必由之路。

对于三焦的升清泄浊、导上宣下之能，《中藏经》曾做过精辟的概括，其云："三焦者，人之三元之气也，号曰中清之府，总领五脏六腑、荣卫经络、内外左右上下之气也。三焦通则内外左右上下皆通也。其于周身灌体，和内调外，荣左养右，导上宣下，莫大于此也。"三焦可调概括了大部分脏腑的机能。正如《备急千金要方》所言："夫三焦者……主五脏六腑，往还神道，周身贯体。"可见，三焦的升降在上中下之间，上焦温于皮肤分肉之间，主出阳气，若雾露之溉焉，所以说上焦如雾；中焦腐熟水谷，脾气散精上注于肺，化而为血，行于经隧，荣于五脏周身，故曰中焦如沤；下焦出而不纳，开通闭塞，主通利溲便，故曰下焦如渎。此外，三焦亦根于命门，命门之火是三焦气化的物质基础。火化而上行为气，火衰则元气虚，火逆则元气损，皆取决于命门相火布于三焦的功能。可见，命门之火假借三焦之道，煦脏腑，温分肉，肥腠理，濡关节，充周身，熏肌肤，泽毛发。因此，《难经》又有"三焦者，原气之别使也，主通行三气，经历于五脏六腑"之说。

无论是经络还是三焦，作为道，"通"是生理，"不通"为病理。气血在气道中运行，循环全身，营养全身。"通"是保持正常机能所必需的，不通则病。而治病，就是要变"不通"为"通"。

2. 人与自然当通

中医学的整体观念在强调人体内环境通调畅达的同时，也注重人与自然的沟通协调。生命既是自动体系，又是开放体系，它必须和外界环境不断地进行物质、能量和信息交换。人是一个复杂的大系统，气是构成人体的基本物质，也是维持生命活动的物质基础。它不断在天地人之间流通以实现人体自我更新和自我复制的新陈代谢过程。

《素问·生气通天论》云："夫自古通天者，生之本，本于阴阳。天地之间，六合之内，其气九州、九窍、五脏、十二节，皆通乎天气。"人体通过气的升降出入运动与自然相互联系，与天地相互沟通，如某一通道或是孔窍不通而发生障碍，就会导致功能失调而发生疾病。七窍流通与五脏之间的关系，在《内经》中极受重视。《灵枢·脉度》有"五脏不和则七窍不通"之论，主要是说明五脏病变会影响气在七窍的流通。中医所说的窍，指孔窍，为体内通达天地之门户。邪气袭人，多从窍入。

《黄庭经》认为，命门先天太极运转在相当程度上取决于人体孔窍的流通。所谓"七玄英华开命门""七曜九元冠生门"，均指人体耳目口鼻和前后二阴等孔窍的畅通无阻是命门功能活动的一个重要条件。因此，漱口、咽津、叩齿、运舌、梳发、呼吸吐纳，都是为了使"七窍流通无留滞"，以便使呼吸和精气出入正常。这说明七窍的闭塞，会直接危及内在气机的流通。命门虽是人身精气或元气出入之门，但必须以七窍为窗牖，七窍不通，命门通天之路也将因此闭塞。所以说"七玄英华开命门，通利天道存玄根"。

由此可见，人与自然相通，首先要保证孔窍的开阖有常，这同样关系到体内之邪的排出，故保证人体孔窍通利是维持生命活动正常进行的基础。

对于"不通"所致的疾患，手法治疗，若郁滞无循行之路，则易患病痛，正所谓"不通则痛"，故对于不通一类疾患，应在一些可影响人体整体机能的部位，首先开而导之，以期气血之道通畅，而驱邪外出必须开启闭塞之门户。《温疫论》云："诸窍乃人身之户牖也，邪自窍而入，未有不由窍而出。"事实上，不由窍入之邪亦可由窍排出，如瘀血、痰蚀、水饮等邪即可通窍逐之。可见通窍道祛邪法在治疗学上的重要地位。

（二）人以和为贵

在中国传统文化和哲学思想中无不渗透着"和谐""中和"思想。中医受中国传统文化和哲学思想的影响，在辨证和治疗中无不突显"和"的重要性。"和"有两层意思，一是使人体自身达到阴平阳秘的状态，人体阴阳二气处于无太过、无不及、相互交感、和谐共存的稳定状态；二是使人体与自然环境、社会环境之间达到和谐状态。

中医学的基本特征之"整体观念"是中医"和谐"观的高度概括，所谓整体就是统一性和完整性，包括了人体自身（内部）、人与自然及社会（外部）两个方面的"和谐"，这种"和谐"如果被破坏，人体就会产生疾病。如果某一脏出现病变，必然会影响到他脏。在治疗上，中医不是"头痛医头，脚痛医脚"，而是从整体出发，以调和整体的平衡为主要方法，充分体现了中医的整体治疗观念。

1. 人与自然的和谐

人与自然相通，决定了两者必须和谐。《内经》认为，人体是自然运动变化的产物，人和自然的关系密切相连，不可分离。人生活在天地之间，其生命活动可以影响自然，自然的变化亦可以影响人体。只有顺应自然界的变化，实现人与自然的和谐，才能达到"天人相应合一"，而这又是健康的根本。如果人与自然不相适应，自然的变化超出了机体的承受能力，出现天人不和谐而发为疾病。

《三命通会》曰："夫合者，和也。乃阴阳相合，其气相合。"阴阳存在于万物之中，人体及其生命运动是阴阳二气相互作用而成的，就人体生理病理而言，阴阳平衡协调，则生理活动正常，阴阳失调则疾病自生，必须使阴阳运动处于和谐状态，才能维持人体生理活动的健康运行。人与自然界是一个整体，只有和自然界达到和谐、统一，才能达到天人相应。人们只有建立在这种天人和谐观念的基础之上，遵循自然及生命过程的变化规律，掌握适度，注意调节，和谐适度，使体内阴阳平衡，守其中正，保其平和，则可不生疾病。

《内经》中关于人与自然和谐的防病养生观很多，如《素问·四气调神大论》云："夫四时阴阳者，万物之根本也。所以圣人春夏养阳，秋冬养阴，以从其根，故与万物沉浮于生长之门。逆其根，则伐其本，坏其真矣。故阴阳四时者，万物之终始也，死生之本也，逆之则灾害生，从之则苛疾不起，是谓得道。"故人体必须顺应自然四时阴阳的变化，做到与自然之气的协调，才能健康长寿。

万事万物的运行法则都是遵守自然规律的，无论天、地、人都必须遵循这个原则，所以《道德经》云："人法地，地法天，天法道，道法自然。"

2. 人体自身系统的和谐

（1）形与神的和谐

1）形神合一，不可分离

形神合一，是指形与神相互之间的一种协调一致关系。形，指人体的形体，包括脏腑、气血、津液、经络等构成形体的物质；神，指人体的生命活动范畴，包括精神、思维、意识、情感、心理等变化。《内经》中关于形神必须统一、必须和谐的论述颇多，如《素问·上古天真论》云："上古之人，其知道者，法于阴阳，和于术数，食饮有节，起居有常，不妄作劳，故能形与神俱，而尽终其天年，度百岁乃去。"生动地刻画了人体的形体和精神思维活动是一个统一的整体。《灵枢·天年》云："血气已和，营卫已通，五脏已成，神气舍心，魂魄毕具，乃成为人。"《素问·调经论》云："夫心藏神，肺藏气，肝藏血，脾藏肉，肾藏志，而此成形。"《素问·上古天真论》云："形与神俱，而尽终其天年。"《素问·汤液醪醴论》云："形弊血尽……神不使。"《素问·逆调论》云："人身与志不相有，曰死。"《内经》中这种形神统一观点对我国古代哲学是有很大影响的。

2）神衰则形弊，形伤则神损

中医学极其重视形神之间的影响，情志过极与躯体疾病有密切关系。如《素问·阴阳应象大论》所说的"怒伤肝""喜伤心""思伤脾""忧伤肺""恐伤肾"。作为"神"的活动范畴的"七情"，若发生太过或持久发生，既可以引起烦躁失眠、善太息、神志恍惚、哭笑无常等精神症状（神病），也可以导致心悸、胁痛、脘腹胀满、癥瘕积聚等机能症状或器质性病变（伤形）。《三因极一病证方论》云："七情，人之常性，动之则先自脏腑郁发，外形于肢体，为内所因。"《灵枢·百病始生》云："喜怒不节则伤脏。"《素问·疏五过论》云："暴乐暴苦，始乐后苦，皆伤精气，精气竭绝，形体毁沮。"这些论述其实是从病理学角度解释了"神病伤形"。

3）形为神宅，形病伤神

王充在《论衡》中言："五脏不伤则人智慧；五脏有病，则人荒忽，荒忽则痴愚矣。"对于此观点，《内经》中的论述也颇多。如《灵枢·本神》云："心气虚则悲。"《素问·脏气法时论》云："肝病者，两胁下痛引少腹，令人善怒。"《灵枢·经脉》云："气不足则善恐，心惕惕如人将捕之。"说明当五脏发生虚实盛衰（形病）的变化时，会直接影响人体的情志活动变化（伤神）。《素问·汤液醪醴论》云："帝曰：形弊血尽而功不立者何？岐伯曰：神不使也。"指出当疾病发展到了"形弊血尽"之时，神气亦衰，不能运行针药，故治疗无效。《景岳全书》云："伤形则神为之消。"如肝肾不足、脾气虚弱、痰浊、瘀血等"伤形"，人体就会出现失眠、健忘、狂躁、暴怒等精神症状。再如肠易激综合征以腹痛或腹部不适为主，伴有便秘或腹泻，却与精神情绪密切相关，常同时出现抑郁、焦虑症状，这些都说明躯体疾病发生后，会引起情绪反应和心理活动异常。

（2）脏腑之间的和谐

脏腑之间的相互关系，主要表现在气机在体内的升降和五脏之间的生克制化。

五脏藏精气主升，六腑传化物主降，五脏之中，心肺位上焦，主下降，肝肾居下焦，司上升；六腑之中，胆主春升之气。凡十一脏皆取决于胆，三焦之内，更有升有降。以肺而言，其本脏之内，有升有降，从而促进了津液的代谢。而肺肝相关，肺的主要趋向则侧重于降，肝从左而升，肺从右而降，维持着气血的平衡，盖肝肾之阴随己土左升以济心肺，心肺之阳从戊土右降而交肝肾。此为"坎水温升则肝木遂其疏泄之性，赖脾气以上达……离火清降则肺金行其收敛之政，赖胃气以下行"，正是由于升降中复有升降，升升降降，相贯无间，才构成了人体生命运动的复杂系统。若气机失调，升降失和，五脏六腑之间的和谐关系被打破，就会累及整个升降系统，导致疾病的发生。

古代医家运用五行学说，对人体的脏腑组织、生理病理现象，做了广泛的联系和研究，并用取类比象的方法，按照脏腑的不同性质、功能与形态分别归属于木、火、土、金、水"五行"之中。中医学中所用的五行，实际上不是五种物质的本身，而是五种不同属性的抽象概括。古人指出，人体颐养天年，必须使五行和谐。五行平和，百病不生；五行失和，诸病生焉。

五脏之间相生相克，脏腑之间表里关联，人体病变反映了脏腑之间相互资生和制约的关系不协调，如相乘、相侮、母病及子、子病及母等。故治疗须考虑协调脏腑。其治则主要有"补母"和"泻子"两个方面，临床上常用的滋水涵木、培土生金、益火补土均属于"虚则补其母"；肝实泻心、心实泻胃等属于"实则泻其子"。

补母或泻子就是为了恢复脏腑正常协调关系，从而达到治疗疾病的目的。脏与脏之间的表里关系也是相互制约和相互影响的，脏病往往会引起腑病。如小便短赤为小肠有热，常由心火移热小肠所致，故治疗当清心火，心火降，则小便赤热之症自然而去。膀胱气化不利，小便不禁，常由肾虚而致，故治疗当以补肾为先，肾气足则膀胱气化功能恢复，小便不禁症状悄然而退。

（3）气血之间的和谐

气属阳，血属阴，气血互根，人之生以气血为本。《难经本义》云："气与血不可须臾相离，乃阴阳互根，自然之理也。"气为血之帅，血为气之母。气存血中，血以载气的同时，血不断为气的功能活动提供水谷精微。

若"血气不和，百病乃变化而生"，气太过，血妄行；气不及，则血瘀。《素问·阴阳应象大论》云："人有五脏化五气，以生喜怒悲忧恐。"疾病则是在各种条件下，人体气的异常变化所致。《素问·举痛论》云："余知百病生于气也，怒则气上，喜则气缓，悲则气消，恐则气下，寒则气收，炅则气泄，惊则气乱，劳则气耗，思则气结。"这就是《内经》著名的"九气"致病理论。在治疗时，应调整气血之间的关系，气顺血和，气血协调，则体健身安，故中医治疗重在调和气血，正如《素问·至真要大论》所言"疏其血气，令其调达，而致和平"。

总之，无论是对人体生理功能的理解，还是治疗疾病的原则方法，都是以达到"阴平阳秘，精神乃治"为理念，追求人体与自然之间或机体内部各脏器之间处于一种"和谐"的状态，即所谓的"天人合一"或"形神合一"。

第二节　腹部解剖

一、腹部体表解剖

（一）腹部的体表标志

为了准确描述和记录脏器及病变的位置，熟悉腹部体表标志十分必要，现将常用分区及标志介绍如下。

腹部体表标志（图2-1）

1. 胸骨剑突。

2. 肋弓下缘肋弓系由第8～10肋软骨构成，其下缘为体表腹部上界，常用于腹部分区及肝脾测量。

3. 腹上角为两侧肋弓的交角，剑突根部，用于判断体型及肝测量。

4. 脐为腹部中心，位于3～4腰椎之间，为腹部四区分法及腰椎穿刺的标志。

5. 髂前上棘髂嵴前方突出点，为九区分法标志及常用骨髓穿刺部位。

6. 腹直肌外缘相当于锁骨中线的延续，常用作手术切口位置，右侧腹直肌外缘与肋弓下缘交界处为胆囊点。

7. 腹中线（腹白线）前腹壁上两腹直肌间的腱性正中线，由三种扁平腹肌腱膜的交叉纤维构成。为前正中线的延续，为四区分法的垂直线，此处易有白线疝。

8. 腹股沟韧带两侧腹股沟韧带与耻骨联合上缘共同构成腹部体表的下界，此处为寻找股动脉、股静脉标志，并为腹股沟疝的通过部位（腹股沟管或腹股沟三角）。

9. 脊肋角背部两侧第12肋骨与脊柱的交角，为肾叩痛位置。

10. 腹直肌腱划在腹直肌表面可见到数条横沟即为腱划的体表投影。有3条：脐部正中线两侧、剑突与脐之间正中线的两侧、与剑突尖平齐之正中线两侧。

11. 第12肋骨。

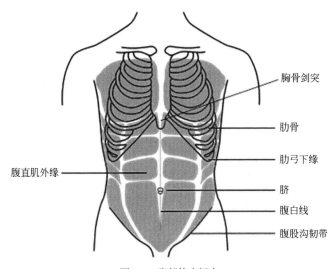

图2-1 腹部体表标志

（二）腹的范围及分区

腹部的范围以膈为顶，下至骨盆，前面及侧面为腹壁，下至耻骨联合和腹股沟，后面为脊柱及腰肌。其内有消化系统、泌尿系统、部分生殖系统及脾和肾上腺等。由于腹腔内脏器很多，且又互相交错重叠，体检时正常脏器部分与异常肿块容易混淆，因此需要仔细检查及辨别。腹部体检中以触诊为主，尤以脏器触诊最为重要。任何现代化的特殊检查方法，目前尚无法代替医生的体检。因此，在腹部疾病的诊断中，腹部体检就显得更为重要。

1. 腹部体表分区九区法

各区的脏器分布情况如下：

右上腹部（右季肋部）：肝右叶、胆囊、结肠右曲、右肾、右肾上腺。

左上腹部（左季肋部）：胃、脾、结肠左曲、胰尾、左肾、左肾上腺。

上腹部：胃、肝左叶、十二指肠、胰头和胰体、横结肠、腹主动脉、大网膜。

右侧腹部（右腰部）：升结肠、空肠、右肾。

左侧腹部（左腰部）：降结肠、空肠、回肠、左肾。

中腹部（脐部）：十二指肠下部、空肠及回肠、下垂的胃或横结肠、输尿管、腹主动脉、肠系膜及其淋巴结、大网膜。

右下腹部（右髂部）：盲肠、阑尾、回肠下端、淋巴结、女性右侧卵巢及输卵管、男性右侧精索。

左下腹部（左髂部）：乙状结肠、女性左侧卵巢及输卵管、男性左侧精索及淋巴结。

下腹部：回肠、乙状结肠、输尿管、胀大的膀胱或增大的子宫。

2. 腹部体表分区四区法

腹部体表分区四区法即以脐为中心分别画一水平线与一垂直线，两线相交，将腹部分为四个区，即右上腹、右下腹、左上腹和左下腹（图2-2）。各区所包含的主要脏器如下。

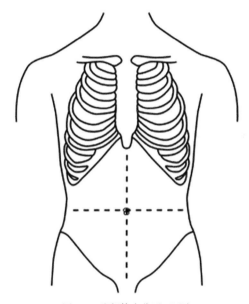

图2-2 腹部体表分区四区法

右上腹：肝、胆囊、幽门、十二指肠、小肠、胰头、右肾上腺、右肾、结肠肝曲、部分横结肠、腹主动脉。

右下腹：盲肠、阑尾、部分升结肠、小肠、膨胀的膀胱、增大的子宫、女性的右侧输卵管、男性的右侧精索、右输尿管。

左上腹：肝左叶、脾、胃、小肠、胰体、胰尾、左肾上腺、左肾、结肠脾曲、部分横结肠、腹主动脉。

左下腹：乙状结肠、部分降结肠、小肠、膨胀的膀胱、增大的子宫、女性的左侧卵巢和输卵管、男性的左侧精索、左输尿管。

3. 腹部体表分区七区法

七区法（图2-3）与九区法相近，即在九区法的基础上，将两侧腹部的三区改为通过脐的水平线分成上下两区。计为左上腹部、左下腹部、上腹部、脐部、下腹部、右上腹部、右下腹部七区。各区的主要脏器分布情况如下。

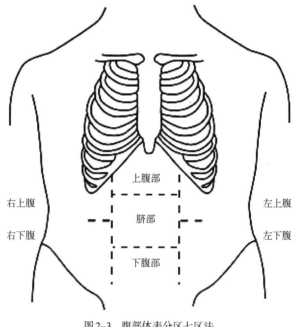

图2-3 腹部体表分区七区法

左上腹部：脾、胃、左肾、左肾上腺、胰尾、结肠脾曲、降结肠。

左下腹部：降结肠、乙状结肠、左输尿管、女性左侧卵巢及输卵管、男性左侧精索。

上腹部：胃、肝左叶、十二指肠、胰头和胰体、横结肠、腹主动脉。

脐部：十二指肠下部、空肠及回肠、下垂的胃或横结肠、腹主动脉、肠系膜及其淋巴结、大网膜。

下腹部：回肠、乙状结肠及直肠、输尿管、胀大的膀胱和增大的子宫。

右上腹部：肝右叶、胆囊、右肾、右肾上腺、结肠肝曲。

右下腹部：回盲部、阑尾、右输尿管、女性右侧卵巢及输卵管、男性右侧精索。

二、腹部局部解剖

（一）腹壁

1. 境界

腹壁上界为胸骨的剑突、肋弓，下界依次为耻骨联合上缘、耻骨结节、腹股沟韧带和髂嵴，两侧界为腋中线。

2. 体表标志

在腹壁上、下界可以摸到的骨性标志主要有剑突、肋弓、髂嵴、髂前上棘、耻骨结节、耻骨联合。在腹前正中线的深部有白线，白线的中部有脐。脐的位置相当于第3～4腰椎之间的高度。白线两侧为腹直肌。腹肌发达者，当腹肌收缩时，在脐上方可见到由腹直肌腱划形成的横行浅沟。

3. 层次结构特点

腹壁由浅入深可分为皮肤、浅筋膜（皮下组织）、深筋膜浅层、肌肉血管神经干层、腹横筋膜、腹膜外脂肪（腹膜下筋膜）和腹膜壁层7层。

（二）腹腔

1. 境界

腹腔的界线与腹壁的体表境界不一致，其顶是膈，呈穹窿形，突入胸腔；下界为骨盆界线，与盆腔相通；四周由腹壁围成。

2. 腹膜腔内脏器

（1）肝

位置与毗邻：肝大部分位于右季肋区和腹上区，小部分位于左季肋区。左、右肋弓之间的部分与腹前壁相贴。肝的上面借膈与右肋膈隐窝、右肺底和心脏的下面相邻，肝的脏面与右肾上腺、右肾、十二指肠上部、结肠右曲和胃小弯相邻。

（2）胆囊

位置与毗邻：胆囊位于肝脏的胆囊窝内，其上方借疏松结缔组织与肝相连，与肝随呼吸上下移动。胆囊的下面有腹膜覆盖。胆囊的下后方为十二指肠上部及横结肠，左邻胃幽门部，右为结肠右曲，胆囊底朝前贴腹前壁。其体表投影相当于右锁骨中线或右腹直肌外缘与右肋弓的交点处。

（3）脾

位置与毗邻：脾位于左季肋区深部，胃底与膈之间。其上缘相当于第9肋高度，下缘相当于第11肋高度，长轴与第10肋方向一致。正常情况下，在肋弓下不能触及，但脾肿大时，可在肋弓下触及，巨脾可在脐下触及。脾的外侧面与膈接触，内侧面凹陷，有血管、淋巴管及神经等出入的脾门，此处与胰尾邻接。脾的前上方邻接胃，后下方与左肾上腺及左肾相邻，下方尚与结肠左曲相接。

（4）胃

位置与毗邻：胃在中等充盈时，大部分在左季肋区，小部分在腹上区。胃的前壁前方左侧为膈，右侧邻接肝左叶的下面，其余部分与腹前壁相接触。胃后壁隔网膜囊与胰、左肾上腺、左肾、横结肠及其系膜等相邻，这些器官合称胃床。因胰与胃后壁关系密切，故胃后壁溃疡易与胰粘连，有时可穿入胰腺中，成为穿通性溃疡。

胃的贲门和幽门位置较固定，贲门在第11胸椎左侧水平，幽门在第1腰椎右侧，距中线2cm处，幽门有时可降至第3腰椎水平。幽门与十二指肠相接处的表面，有一环形沟，有幽门前静脉，是手术时鉴别胃与十二指肠的标志。

（5）十二指肠

位置和毗邻：十二指肠上部平第1腰椎高度。其上方为网膜孔和肝十二指肠韧带，下方为胰头；前方为肝方叶和胆囊；后方紧贴门静脉、胆总管和胃十二指肠动脉。

十二指肠降部位于第1～3腰椎右侧的腹膜后，属腹膜外位。其前方有横结肠及其系膜跨过，后方有右肾及右输尿管上端，外侧邻升结肠，内侧紧贴胰头右缘，后内侧有胆总管的胰腺段下行。

十二指肠水平部约平第3腰椎向左行，属腹膜外位，后邻右输尿管、下腔静脉、脊柱和腹主动脉，前方有横结肠和肠系膜上血管，上缘紧贴胰头和胰颈，下方有空肠祥和肠系膜。

十二指肠升部由第3腰椎左侧上升至第2腰椎左侧，急转弯向左前下形成十二指肠空肠曲。位于十二指肠空肠曲左缘与横结肠系膜根下方的腹膜皱襞，称十二指肠空肠襞，临床称Treitz韧带，是手术时确认空肠起始部的标志。

（6）空肠及回肠

位置与毗邻：空肠和回肠占据结肠下区的大部分。二者之间无明显界线，通常近侧的2/5为空肠，远侧的3/5为回肠。空肠大部分位于腹腔的左上部，小部分位于左髂窝。回肠大部分位于脐区和腹腔的右下部，小部分位于盆腔。空、回肠前邻大网膜，后邻后腹壁（包括腹膜后腔的众多结构）。

（7）盲肠和阑尾

位置与毗邻：盲肠一般在右髂窝。小儿盲肠的位置较高，随着年龄的增长而下降。盲肠后隔壁腹膜与髂腰肌相邻，外侧为右结肠旁沟，内侧连于回肠末端及其系膜，前面常被大网膜覆盖，并与右髂区的腹壁相对应。

阑尾的根部附于盲肠下端的后内侧壁。阑尾的位置可因盲肠的位置而异，但盲肠壁上的三条结肠带在阑尾根部汇聚，是阑尾手术时寻找阑尾的重要标志。

（8）结肠

结肠可分为升结肠、横结肠、降结肠和乙状结肠。

位置与毗邻：升结肠长12～20cm，其后面邻腰大肌和右肾，上升至肝右叶下方，向右弯成结肠右曲，移行为横结肠。结肠右曲位于右肾与肝之间，其内上方有十二指肠降部和胆囊底。横结肠在结肠右曲和左曲之间，长40～50cm。其后方以横结肠系膜附着于右肾、十二指肠及胰腺的前面，上方有胃，下方续连大网膜。降结肠自结肠左曲向下至左髂嵴水平续乙状结肠，长25～30cm，其后方毗邻与升结肠相似。乙状结肠自左髂嵴处沿左髂窝呈"乙"字形弯曲，跨过左髂外血管、睾丸（卵巢）血管和及左输尿管后降入盆腔，至第3骶椎高度续于直肠。乙状结肠借系膜固定于盆后壁。其系膜较长，活动性较大，可降至盆腔，也可移至右下腹。

（三）腹部内脏神经丛

交感神经、副交感神经和内脏感觉神经在分布中，常常互相交织在一起，共同构成内脏神经丛。各丛的名称按其所围绕的动脉或所分布的脏器而取名。人体较重要的内脏神经丛主要有五个，而除了心丛和肺丛外，其余3个均在腹部。

1. 腹腔丛

腹腔丛是最大的内脏神经丛，位于腹主动脉上段前方，围在腹腔动脉和肠系膜上动脉根部。丛内有若干椎前节，主要是腹腔节，其次是主动脉肾节和肠系膜上节。来自内脏大、小神经的交感神经节前纤维，在这些椎前节内换神经元，其节后纤维与来自迷走神经的副交感纤维伴随腹腔动脉、肠系膜上动脉和肾动脉的分支，分布于肝、脾、胰、肾及结肠左曲以上的胃肠道，沿途在血管周围形成的神经丛称副丛，如肝丛、脾丛、胰丛、肾丛以及肠系膜上丛等。

2. 腹主动脉丛

腹主动脉丛缠附于腹主动脉下份的前面及两侧，是腹腔丛在腹主动脉表面向下延续的部分，并接受腰内脏神经的节前纤维。

节后纤维形成肠系膜下丛，沿同名动脉分支分布于结肠左曲至直肠上端之间的结肠。腹主动脉丛一部分纤维附于髂总动脉形成髂总动脉丛。向下又移行为髂外动脉丛，随动脉至下肢，分布于下肢血管、汗腺及竖毛肌等；另一部分神经纤维，经腹主动脉下端和第5腰椎前方，降入盆腔，参加腹下丛。

3. 腹下丛

腹下丛可分上腹下丛和下腹下丛（盆丛）。

（1）上腹下丛

位于第5腰椎前面，两髂总动脉之间。由腹主动脉丛向下的延续部分及接受下位二腰交感节发出的腰内脏神经组成。

（2）下腹下丛（盆丛）

位于直肠两侧，由上腹下丛的分支、骶交感干的节后纤维和第2～4骶神经的副交感节前纤维组成。此丛的神经纤维伴随髂内动脉分支分布于盆腔各脏器。

第三节　腹象疗法的中医理论基础

一、命门中心论

（一）命门含义概述

命门是先天精气蕴藏之所在、人体营养物质生化之来源与生命之根本，因其为生命生息之门户而称命门。对于命门的位置及含义，千百年来，历代医家众说纷纭，莫衷一是，根据《内经》《难经》理论，从形态、部位、功能来看，又有不同说法。但命门一物，始终被医家、道家所重视，故将先贤对于命门的认识归结如下。

1. 眼睛为命门

这一命门学说首先出自《内经》，如《灵枢·根结》云："太阳根于至阴，结于命门。命门者目也。"这是关于命门的最早论述。然而这种说法与后人对于命门的理解相距甚远。

2. 右肾为命门

这一学说始自《难经》，《难经》云："肾两者，非皆肾也。其左者为肾，右者为命门。"这一学说首次将命门视为元气的发源地，与此同时，还把它看成一个有形有质的器官。

3. 两肾均为命门

张景岳在《类经附翼》中认为："是命门总乎两肾，而两肾皆属于命门。"张景岳虽然把命门的含义从一个肾变为两个肾，但没有脱离命门为有形器官的说法。

4. 督脉命门穴

命门穴在身后正中的督脉上，位于第2和第3腰椎之间。命门穴被认为是命门输注于督脉的窗口。

5. 两肾之间为命门

明代医学家赵献可提出两肾之间是命门之说，赵献可把命门与肾进行了区分，从而开创了命门学派。

6. 肾间动气为命门

明代医学家孙一奎在《医旨绪余》中云："命门乃两肾中间之动气。"孙一奎明确指出命门不是水火，不属脏腑，而是无形之气。

7. 练功特定位置为命门

宋代道士爰清子在《至命篇》中认为，练功可以调息引气而下，降至混元神室，使心肾相交，以保长生。后世也称混元神室为命门。

从历代对于命门学说含义的理解中不难看出命门在人的生命形成、生命延续过程中始终处于中心地位。由此可见，命门作为生生之本、守邪之神才是人体真君真主。

（二）命门与脏腑的关系

命门与脏腑关系密切，是脏腑功能活动之本。明代医家孙一奎在《医旨绪余》中言："命门乃两肾中间之动气，非水非火，乃造化之枢纽，阴阳之根蒂，即先天之太极。五行由此而生，脏腑以继而成。"作为先天脏器的命门，具有化生后天五行之功。命门从"人始生，先成精"开始就发挥着作用，决定了五行脏腑功能的特征，是因为命门带有的先天遗传信息。

命门在维持脏腑功能活动上亦起着重要作用，命门包含真阴和真阳，是生命之根，产生动气，依靠三焦的功能温皮肤腠理，走四肢，通达经络，沟通脏腑等，主导人体正常的生理活动。命门通过三焦元气供养五脏六腑，脏腑通过经络系统对全身发挥调控作用。与心相比，在某些方面，命门的作用似乎更加突出，如命门之中含有生命之火，温煦五脏六腑则脏腑才能发挥正常生理功能。如清代陈士铎在《石室秘录》中言："人先生命门，而后生心，其可专重夫心乎！心得命门而神明有主，使可以应物。肝得命门而谋虑，胆得命门而决断，胃得命门而能受纳，脾得命门而能转输，肺得命门而治节，大肠得命门而传导，小肠得命门而布化，肾得命门而作强，三焦得命门而决渎，膀胱得命门而收藏，无不借命门之火以温养之也。"

明代赵献可在《医贯》中也强调了命门对脏腑功能的主导作用，其言："命门为十二经之主，肾无此，则无以作强，而伎巧不出矣；膀胱无此，则三焦之气不化，而水道不行矣；脾胃无此，则不能蒸腐水谷，而五味不出矣；肝胆无此，则将军无决断，而谋虑不出矣；大小肠无此，则变化不行，而二便闭矣；心无此，则神明昏，而万事不能应矣。此所谓主不明则十二官危也。"进一步说明五脏六腑皆不能离开命门而独自发挥其生理功能。

（三）命门与经络的关系

命门与经络关系密切，是经络功能活动之根。命门之火借助经络升降传通于五脏六腑。从十二经脉的循行来看，十二经脉皆入腹内。《难经》云："诸十二经脉者，皆系于生气之原。所谓生气之原者，谓十二经之根本也，谓肾间动气也。此五脏六腑之本，十二经脉之根。"这充分阐明了命门功能的重要性，即命门是十二经脉的根蒂。十二经之火属于后天之火，而命门之火为先天之火，后天之火非先天之火不化。十二经脉之所以能够转输运动变化于无穷全赖命门先天之火的温煦，所以说十二经之根为命门，赖命门以发挥自身功能。说明十二经（脏腑）分化出来后，各自都有自己的机制功能，但都是以命门为基础的。由此可见，命门虽在腹中，却影响着整个人体的生命活动。

（四）命门与元气、三焦的关系

早在《难经》中就在命门基础之上建立了一个以元气学说为中心的整体生命观。它以元气为生命之源，以三焦为元气运行的通路，命门为先天之本源。命门太极的运转推动人体的整个生命活动的正常进行，而所依靠的介质即为元气。元气是命门之火蒸于命门阴精，水蒸火热所产生的高能物质，而将元气送往全身各处，非三焦之功不可，三焦网络人体上中下，宣上导下，元气通过三焦网络，上下左右四方无处不到。孙一奎认为命门乃元气之别使，是"三焦之原"，三焦相火始于命门元气，从而将命门与三焦在功能上进行了联系。可见命门为三焦的发源地，同司气化。营气出于中焦，卫气出于下焦，都是通过三焦而生成的。命门阳气的温分肉腠理，也是通过三焦来布达全身。

（五）命门为人体生物磁场之中心

人体是由多个各不相同的细胞结构组成各种组织器官的机体，因此可以把人体看作是充满了电子、离子的高分子有机物组成的机体，电子、离子的活动，必然产生生物电流，有生物电流就有相应的电磁场存在。人体生物"场"起源于细胞生物电，细胞生物电随着人体新陈代谢而不断变化，所以人体生物"场"具有电磁场的特性。

人体作为一个有生命的磁化体，它同地磁体一样，在其周围有磁场。地球磁体在宇宙中围绕太阳运行，在不停地运转和自旋过程中，向空间放射各种能量，吸收各种能量，生命磁体同样在随地磁场运动，具有其本身的旋转和运动规律，不停地与大自然交换各种物质，向空间放射各种能量。因此生命体与非生命体同样都受宇宙间的电磁场的作用，生命体的存在和发展，必然有其自己的运动特性。地球有S极和N极，人站立时，上为N极，下为S极。平卧时，右侧是N极，左侧是S极，人正面是N极，背面是S极。中医善用阴阳来阐释相对的两个方面，故我认为，人体中存在一个上为阳，下为阴；左为阳，右为阴；后为阳，前为阴的三维立体生物磁，而命门作为人体之中心，亦是磁场之中心。

中医认为人体是"精—气—神"三位一体的复杂巨系统。人体由"气"充斥、包围着，人在气中，气在人中。人既一太极，为万物之灵，命门为人体先天之太极，是人之中心，也是人体生物磁场之中心。这个生物磁场的中心是产生能量的源泉，元气是经命门之火产生的高能物质，因此元气是命门生物磁场中心的重要产物。

二、中医升降论

中医升降论是研究气的升降在自然界及人体生命活动中的地位、升降的运动形式、升降失序的病理变化、燮理升降的规律、药物升降浮沉之性能以及升降实质的理论,谓之升降学说。传统中医学以此来说明脏腑特性、气化功能以至整个人体的生命活动。

(一)升降运动是自然法则

升降运动是自然界万事万物的主要运动形式。中国古代哲学家认为,(阴阳)"二气交感,化生万物"。万物的化生源于阴阳之间的相互作用,如《荀子·礼论》云:"天地和而万物生,阴阳接而变化起。"又言"天地感而为万物化生"。天之阳气下降,地之阴气上升,阴阳二气交感,化生出万物,而其中的"合""接""感应"则是阴阳二气升降运动的具体表现。阴阳的矛盾对立统一运动规律是自然界一切事物运动变化固有的规律,而升降运动是阴阳之理的具体表现形式。

升降作为对立统一的两个方面,具有以下特点。

1. 互相对立

升即上升,升其清阳。降乃下降,降其浊阴。《素问·六微旨大论》云:"气之升降,天地之更用也。"以天地之喻来说明升与降之间是相互对立的,在人体中,清阳出上窍,发腠理,实四肢;浊阴出下窍,走五脏,归六腑。阳主外,阴主内,阳亲上,阴亲下，上与下，升与降，相反相成，共同构成人体内物质转换与代谢的过程。

2. 相互依存

升与降是以对方的存在为前提而存在的，无升则无以为降，不出则无以为入。升降之间为了维持相对的平衡，阴阳之间必须相互交感，而这必然会有阳向下降、阴向上升，阴阳相互交替。如《素问·六微旨大论》云："高下相召，升降相因，而变作矣。"这种下降的阳气，必然是在阴气的协载下而降；而上升的阴气，必然通过阳气的携带而上升。好似阴天下雨，阳光照射大地就有水汽上升，这是因为阳中带阴，阴中携阳。阴阳交泰，则化为雨雪霜露。升降两方是互相依赖的，相互共存，缺一不可的，如《类经》云"天无地之升，则不能降，地无天之降，则不能升"。

3. 相互转化

在一定条件下，升与降可以向相反的方面转化。《素问·六微旨大论》云："升已而降，降者谓天；降已而升，升者谓地。天气下降，气流于地；地气上升，气腾于天。"说明物极必反，两者之间存在着转化。《素问·阴阳应象大论》认为地气上升到天可化为云，天气下降到地可化为雨。表现出规律性的升降变化的四时阴阳之气，随着季节的变迁，阳气在春夏生发，体内的阳气也多趋向于体表，而到了秋冬则表现为收敛、内藏，阳气则趋向于体内。

4. 相互制约

升降之间只有相互克制约束，才能调而有序。阴之上承，方能使下降之阳气降而不陷；阳气内潜，方能使上升之阴气升而不滥。有升有降，制约有度，阴阳才会协调。对于人体而言，在以五脏为核心的人体结构中，各部分不是孤立的，而是五脏之气在升降过程中存在着制约。如肝主升、肺性降、心火下降、肾水上升、脾升胃降等有升有降，不致升降太过而为害。

（二）升降运动是人体生命活动的基本形式

升降运动是人体生命活动的基本形式，人体是一个以脐腹部命门太极为中心，以三焦经络为气道，通过脏腑对升降出入的调控，而与天地自然相通的小宇宙。人体的气机升降法于自然，受自然环境变化的影响，气在天地之间的升降，与在人体内升降出入的气相互沟通。

气的升降出入运动是人体生命的根本，气的升降出入运动一旦停止，就意味着生命的终结。故《素问·六微旨大论》云："非出入，则无以生长壮老已；非升降，则无以生长化收藏。是以升降出入，无器不有。"中医用生、长、收、藏来说明生命的变化形式和过程，而推动这一过程实现的原动力就是升降运动。

1. 命门为升降运动之动力

命门为人体先天之太极，是生命之门户，太极生两仪，即真阴真阳，其中真阳乃命门之火，命门之火也是气机运行的动力。张景岳在《景岳全书》中提出升降以元气为动力，而元阳之气藏于命门。"命门有生气，即乾元不息之机也。无生则息矣……惟动惟升，所以阳得生气，惟静惟降，所以阴得死气"。命门元气始于下而盛于上升则向生也，元气不升，陷于下则易死矣。譬如火蒸水暖则为气，为气则升，无不生，火衰水寒成冰，成冰则降，无不死。

2. 三焦为升降运动之通道

升降运动必须在气道中进行，三焦根于命门，张景岳言："一阳之元气，必自下而上，而三焦之普护乃各见其候。"说明升降以三焦为通道。对于三焦在人体中作为气机升降、升清降浊的功能，《中藏经》中概括为"三焦者，人之三元之气也……内外左右上下之气也。三焦通则内外左右上下皆通也。其于周身灌体，和内调外，荣左养右，导上宣下，莫大于此也"。故三焦作为人体内的气道大网，将整个人体网络起来，并成为人体升降的通道。

3. 脏腑为升降运动之核心

位于三焦通道途中的五脏六腑是命门元气输注的重要部位。来源于命门的元气正是通过三焦通道供给五脏六腑，以激动五脏六腑发挥各自升清降浊的功能活动，故命门为五脏六腑之本。因此脏腑为升降运动之核心和命门元气的输注地。肝主疏泄为刚脏，其气以升为常，肺主宣肃为娇脏，其气以降为顺。古代的修行者内观发现肝居下焦位于左，肺居上焦位于右。肝从左升，肺自右降，周转运行，方可使气机调畅，气血流行，由此而脏腑安和，体健身强。《素问·刺禁论》中也有肝生于左，肺藏于右的记载。《类经附翼》云"左主升而右主降"，说明肝气升于左，肺气降于右，如同两翼，所以说肝肺是升降的外轮。

脾胃同居中焦，共属中央湿土，旺丁四时，脾为阴中之至阴，是后天之本。二者为人体气机升降体系的枢轴。胃主受纳，脾主运化，脾健必要升，胃和必须降。肝肾之阴精上行以济心肺必赖脾阳之升，心肺之阳气下达以和肝肾必靠胃阴之降。脾升胃降在五脏六腑中具有极其重要的枢纽作用。《类经》云"枢则司升降而主乎中者也"。脾胃升降相因，左旋右转，清气得升，浊气下降，有助于五脏六腑功能活动正常。

心属火，位居上焦，为阳脏；肾属水，位居下焦，为阴脏。五脏六腑之间协调与否，重在阴阳水火之间的平衡，而水火之调在于相交，心肾为水火之根。心肾以三焦为通路，上下相交，火降下而水上升，水火既济，是升降的根本。

（三）升降失调乃百病之渊薮

正常的升降活动是机体正常生理功能的保证，而升降失调则百病丛生。清浊该升升，该降降，则气机和调。若升降失其常度，清者该升不升，浊者该降不降，或者升降失其常度，则会导致各种疾病的发生。任何原因引起的升降出入出现异常，都会导致疾病的发生，甚或相互传变互相影响。如清阳之气不能上升，首先导致水谷精微难以摄入，不能化为后天之精而归藏，还可导致糟粕浊邪之物不能排出体外，最终导致脏腑经络气血的瘀滞，内外表里上下间的闭阻。升降失常，出入失调，阴阳离决，则精气乃绝，生机化灭。

无论是六淫外感，还是七情内伤，抑或饮食劳倦，均可影响人体脏腑气机，导致脏腑气机升降失调、出入无序、阴阳失衡。《素问·举痛论》云："百病生于气也，怒则气上，喜则气缓，悲则气消，恐则气下，寒则气收，炅则气泄，惊则气乱，劳则气耗，思则气结。"

升降之外轮失常，则容易出现肝气郁结，肝气不升而乘脾土，出现腹胀、腹泻、腹痛等症。若肺失宣发，易出现小便不利、大便不通，当用提壶揭盖之法；升降之枢轴失常，则易出现脾胃不和，表现为腹胀、肠鸣、泄泻、呕吐、嗳气、呃逆等；若升降之根本失常，则心火不降反而升，火亢于上，肾水停于下而不上承，则会因心肾不交而导致口糜淋痛、心烦失眠、腰酸遗精、头晕耳鸣等。

三、病气论

（一）病气的概念

病气是气的一种特殊形式，它是存在于人体的一种生物负能量，相对于正气而言，属于邪气范畴。病气是人体发生疾病、产生病象的根源。

早在《内经》中就有明确的记载，如《灵枢·根结》云："形气不足，病气有余，是邪胜也，急泻之。""病气"一词是气功学中的常用语，中国古典哲学、中医学和气功学都认为气是世界的本源。而气功学在认识人体疾病时推广了"病气"这一概念。

（二）病气的形成

1. 失和

失和，主要指气机升降失和。气升降出入畅通，则万物和调，人体康健而无病。若气机失调则万物皆失其和而为病。故气机失和可直接导致病气的产生，如《类经》云"气之在人，和则为正气，不和则为邪气"。而失和之气又是诸病之源，如《景岳全书》云："百病皆生于气，正以气之为用，无所不至，一有不调，则无所不病。"又如《丹溪心法》云："气血冲和，万病不生，一有拂郁，诸病生焉。"所以说人体内失和的气即为病气，它是疾病的本源，为病之根。

那么，又是什么导致人体气机失和的呢？我们知道中和态是宇宙间的自然稳定态，无论所有宏观和微观的自然界或人类社会都有趋向中和态的倾向。《中庸》云："中也者，天下之大本也；和也者，天下之达道也。致中和，天地位焉，万物育焉。"故而"中和""折中""中庸""中道""和谐"都是指达到整体平衡。六气失其和则六淫为邪气；内伤七情之气，亦可引起气机逆乱，产生病气；饮食、劳作亦能为害而成病因，而对于人体来说，任何原因造成气机的升降出入过之或者不及都会形成病气。

《素问·举痛论》云："百病生于气也，怒则气上……劳则气耗，思则气结。"不难看出，从病因学角度分析，七情、六淫是人体患病的主要因素，而首先影响的就是人体的气，七情是人体内的一种能量，六淫是自然中的一种能量，都可以导致气的性质发生改变，变成病气。

2. 离其位

离其位，指气不在正道运行。张介宾云："当其位则为正化，非其位则为邪化，邪则为灾矣。"气在人体、人体与自然之间的升降出入运动，在人体内经络三焦中运行的气道通畅及在与自然之气相通的孔窍开闭有序，气则在其位；若气道不通或孔窍开闭失常，则气不能在正道运行，不走正道即非其位，故转化为邪气。

对于气离正道的因素，从形体层面来说，形体的活动直接影响着气的状态。如《养生三要》云："养生以不伤为本……行不疾步，耳不极听，目不极视，坐不至久，卧不及疲。"这里所说的"不伤"，指不伤气。又如张景岳言："凡病之为虚为实，为热为寒，至其变态莫可名状，欲求其本，则只一气字足以尽之，盖气有不调之处，即病本所在之处也。"气不调之处即病气生成之处，亦即病本之处。从精神情志层面来说，正常情志可使气血运行保持动态平衡，反之则气血逆乱。所以，保持恬淡虚无的精神状态，才能形与神俱过百而终。《素问·上古天真论》云："恬恢虚无，真气从之，精神内守，病安从来。"七情本身就是正常的生理表现，但当情志刺激过度或反复持续刺激，此时七情便是导致病理产生的因素，还会伤及相应脏器，如怒则伤肝、喜则伤心、思则伤脾、悲则伤肺、恐则伤肾等皆为此意。

（三）病气对人体的影响

由于病气属于一种生物负能量，它的存在必然对人体产生不良影响。《玉机微义》云："诸痛皆因于气，百病皆生于气。"由此可知，病痛是由病气导致的，病气能量的强弱、性质、侵入部位，与患病的轻重有直接的关系。若病气能量强，则致病重；能量弱则致病轻；性质属于阳性，则多致阳病；性质属于阴性，则多致阴病。《素问·调经论》云："夫邪之生也，或生于阴，或生于阳。"根据侵袭部位的不同，又可有不同的病理表现。

在临床中，由于病气的强弱不一样，性质不同，侵袭人体的部位不同，从而生成的证型多种多样，人体才会出现许多复杂的疾病。病气的存在形式与疾病的性质有很大关系，病气气化成形，则病多有器质性改变，属于已病态，多以实体性腹象呈现，所致疾病多可查出病因；若病气处于弥散状态，尚未结聚成形，则所致之病多属功能性的疾病，或者处于未病态，多以非实体性腹象呈现，难以查出病因。病气由气化形的过程通常是疾病由功能性向器质性转化的过程。病气的强弱与疾病的轻重关系密切，一般来说，病气越强，其病愈重，预后不良；病气越弱，其病愈轻，预后良好。而体内发生疾病，迁延不愈，又可助长病气增强增多，多由一处发展至多处，由一脏发展为多脏。相对于命门之元气，病气属于阴性物质，所以它作用于人体后会导致侵袭的部位变得晦暗瘀滞。我们通常所讲的气色不好即指此而言。《望诊遵经》云："光明者，神气之著；润泽者，精血之充。"气化正常，气的升降出入有序，显示出来的色才为常色。

（四）病气与疾病的关系

病气与疾病的关系，就好像根和叶的关系。聚则成形，散则为气。气在正常的生理状态下化生血、津、液等，这些精微物质为机体的功能活动提供基础。如果气不正常了，难以生成正常的血、津、液，就会产生病气。病气反过来会进一步影响正常的气血津液，导致正常的气血津液运行障碍，如气滞血瘀、津液不行等，加速病理产物的堆积。

当然，病气进入人体或体内生成病气，并不一定会引发疾病。若病气尚未气化成形或者未对机体造成伤害，这时对人体所造成的影响主要是功能上的，即以一过性功能失调性疾病为主。一旦病气气化成形，即成为病理产物或者对脏器组织造成损伤，这时在人体多形成器质性疾病。

人们总是在思考为何有些疾病发作之后很难彻底治愈，病情好一段时间，坏一段时间，轻一段时间，重一段时间，一直处于迁延不愈、反复发作的状态，后发展为慢性疾病。很多学者将其原因归咎于患者免疫机能差或者是疾病的再感染，我并不否认这些观点的可能性而放弃追求疾病的本原。通过对古代、现代有关致病理论的思考，结合临床实践观察，我认为疾病难愈的根本原因是病之"本"尚存，即病气一直蛰伏在机体里，一旦机会成熟，这些病气就会兴风作浪，引发疾病。"本"不消，病难愈。正如朱丹溪在《格致余论》中曾言"病之有本，犹草之有根也，去叶不去根，草犹在也"。也就是说，医生治病不仅要将患者的所有疾病消除，更重要的是要彻底清除患者体内的病气，只有这样才能从根本上治愈疾病。故对于未病之人，增强正气确实能抵御病邪，而对于已病之人，消除病气才是关键。

（五）病气与腹象

腹象是人体脏腑经络气血在腹部所呈现出来的象，由于腹部为人体五脏六腑之宫城，阴阳气血之发源，气机升降之枢纽，人体是以脐腹为中心的生命系统，故体内出现病气，无论是未成形之弥散之气，还是病气已气化结聚为有形之物，均可通过腹象来捕捉、感知与诊断，而且与舌象、脉象相比，腹象更加直观而真切。如日本汉方派始祖吉益东洞曰："腹者，有生之本，故百病根于此焉，是以诊病必候其腹。""先证不先脉，先腹不先证也。"《先哲医话》云："凡病不论六淫七情饮食男女，皆因一元气郁滞。故皮肤郁者，经络滞者，遂皆及腹里，犹水之凑陷地，医者先得其大纲治之为要。"

无论是外感六淫还是内伤七情，或是饮食房劳所伤，都可以归咎于命门元气的郁滞，而命门元气是人体生命活动的能量，对人体气血津液的运行有推动作用，元气自命门由三焦、经络输布全身，若元气郁滞，则人体正气虚，抗邪能力就减弱，七情、饮食、劳伤所产生的病气对人体来说均在内，而六淫是外邪，六淫侵袭人体，导致皮肤郁、经络滞，然后到脏腑，由外及里，而无论六淫七情、饮食劳伤，所致病气都会累及到腹，病气越重，郁积于体内越久，则所呈现出来的腹象就越严重，多产生实质性腹象，此时容易察觉；若病气较轻，或在机体内停留时间尚短，这种情况下所形成的腹象则较轻。总之，病气与腹象关系密切。腹部这个平台为病气的留滞提供了场所，而通过腹象顺藤摸瓜地抓住病气，是从腹入治、治病求本的关键契机。

无论是病气所造成的无形之郁，还是有形之滞，均可以将其化解排出体外，首先要开而导之，使气血之道通畅，而驱邪外出必须开启闭塞之门户。正如《温疫论》所云："诸窍乃人身之户牖也，邪自窍而入，未有不由窍而出。"事实上，不由窍入之邪亦可由窍排出，如七情内伤所产生的病气，气化所成的瘀血、痰浊、水饮等邪即可以通法逐之。

预防病气侵入的最有效的方法，莫过于加强自身的正气，使正气充足，正如《黄帝内经》所言"正气存内，邪不可干""邪之所凑，其气必虚"。治疗方法除了锻炼身体使形体充实、腠理致密之外，还需要提高自己的精神，即"精神内守，病安从来"。

第四节　腹象大要

一、象思维在传统文化中的应用

伏羲识天象，以地示之；神农识地象，以合于天；黄帝识人象，以合天地。祖先们在探索揭示自然奥秘的历程中，形成了"天地人"三才思想，继而得出阴阳、五行、八卦、天干、地支等看似简单实则玄妙无比的自然规律方程式。古人对于玄之又玄的宇宙规律，通过立象而尽意，可见，象思维在中国古代的认识论、方法论中占据了举足轻重的地位，尤在《周易》中表现得淋漓尽致，如"易者，象也。象者，像"。《周易》是观自然之象，以卦示象，以辞释象，以数运象，依太极之象概其全貌，演阴阳之仪交变法则，遵三才之道不误人生，是揭示宇宙、天地、万物形态、生化、变通及其玄机妙理的经典。《太平御览》云："伏羲坐于方坛之上，听八风之气，乃画八卦。"以"—"为阳爻，以"--"为阴爻，组成八卦，乾为天，坤为地，震为雷，巽为风，坎为水，艮为山，离为火，兑为泽，以类万物之情。八卦分据八方，中绘太极之图。《易传》认为八卦主要象征天、地、雷、风、水、火、山、泽八种自然现象，并认为"乾"和"坤"两卦在八卦中占有特别重要的地位，是自然界和人类社会一切现象的最初根源。

中医与易学密不可分，即我们常说的医易相通，两者皆是中华传统文化的结晶产物，是在同一古代哲学思想指导下产生的。与西方医学相比，中医认知健康和疾病的思维模式主要是以"象思维"为主，也就是机体处于一个整体的框架内，这个框架处于动态的平衡之中，这个整体显现的外象，依据整体框架的变化而变化。中医所涉及的象思维非常广泛，如人体的藏象、脉象、舌象、声象等。象思维的整个过程都离不开"象"，而"象"所反映的除事物的外观形态外，还有通过表现于外的现象推测内部结构功能等整体特征。中医取象的手段主要为望、闻、问、切四诊，并且采用据"象"归类、取"象"比类的整体、动态思维模式，和我们通常所习惯的逻辑推理相比，直观的察象更容易感知物变化的真实状态，更具有可操作性和可依据性。如《灵枢·本脏》云："视其外应，以知其内脏，则知所病矣。"《素问·阴阳应象大论》则进一步介绍了透过外表现象认识疾病本质的方法，其云："善诊者，察色按脉，先别阴阳；审清浊，而知部分；视喘息，听音声，而知所苦；观权衡规矩，而知病所主；按尺寸，观浮沉滑涩，而知病所生。以治无过，以诊则不失矣。"这就是中医最常用的象思维方式，即司外揣内法。《素问·五脏生成》提出"五脏之象，可以类推"的原则，王冰云："象，谓气象也。言五脏虽隐而不见，然其气象性用，犹可以物类推之。何者？肝象木而曲直，心象火而炎上，脾象土而安静，肺象金而刚决，肾象水而润下。夫如是皆大举宗兆，其中随事变化，象法傍通者，可以同类而推之尔。"《素问·灵兰秘典论》中对十二官的描述更是《内经》在阐释脏腑功能特点方面象思维方式发挥的经典："心者，君主之官也，神明出焉。肺者，相傅之官，治节出焉。肝者，将军之官，谋虑出焉。胆者，中正之官，决断出焉。膻中者，臣使之官，喜乐出焉。脾胃者，仓廪之官，五味出焉。大肠者，传道之官，变化出焉。小肠者，受盛之官，化物出焉。肾者，作强之官，技巧出焉。三焦者，决渎之官，水道出焉。膀胱者，州都之官，津液藏焉，气化则能出矣。凡此十二官者，不得相失也。"

从易学的"八卦"，到中医中的阴阳、五行、藏象、十二官等，都是古人象思维智慧的结晶，是使中国古代"医""易"这两门玄之又玄、深奥莫测的学问得以传承发扬的必要保障。

二、中医学中的舌脉取象

中医学的历代文献中，象思维始终贯穿始终，从《内经》到各家学说，无不以取象作为基本方法来阐述人体的生理、病理、诊断、治疗及防病保健等各方面的问题。比如说我们常观察的舌相，古医籍中有丰富的记载，如《温热经纬》云："舌本通心脾之气血，心主营，营热，故舌绛也。脾胃为中土，邪入胃则生苔，如地上生草也。然无病之人，常有微薄苔，如草根者，即胃中之生气也。若光滑如镜，则胃无生发之气，如不毛之地，其土枯矣。胃有生气，而邪入之，其苔即长厚，如草根之得秽浊而长发也，故可以验病之虚实寒热，邪之浅深轻重也。"李时珍云："舌下有四窍，两窍通心气，两窍通肾液。心气流入舌下为神水，肾液流入舌下为灵液。道家谓之金浆玉醴。溢为醴泉，聚为华池，散为津液，降为甘露，所以灌溉脏腑，润泽肢体。"故舌之润燥可以判断津液的亏损和邪热的轻重。舌诊的取象性很强，将舌苔的出现类比之地上草的发生，确是理明而意显，并富有形象性。在舌诊上，舌形、舌质、舌色、舌苔等本来就是易于取象而难以计量的。

相对于舌象，脉象更能突出中医象思维的特点，脉诊技巧的高低取决于取象能力的高低，对脉象把握得越是细微，就越能对人体窥视得清楚。

我们先看看浮脉的象，《濒湖脉学》云其"举之有余，按之不足（《脉经》），如微风吹鸟背上毛，厌厌聂聂，轻泛貌，如循榆荚（《素问》）"。浮脉的象如循榆荚似毛轻，充分体现了浮脉的特性。再如沉脉的"如绵裹砂"。还有以下诸脉脉象：滑脉"往来前却，流利展转，替替然如珠之应指（《脉经》）"。涩脉，"如轻刀刮竹（《脉诀》），如雨沾沙"。虚脉，"隐指豁豁然空（《脉经》），杨仁斋言：'状似柳絮，散漫而迟。'"实脉，《脉诀》言："如绳应指来，乃紧脉，非实脉也。"长脉，"不小不大，迢迢自若（朱氏）。如循长竿末梢，为平。如引绳，如循长竿，为病（《素问》）"。短脉，"不及本位（《脉诀》），应指而回，不能满部（《脉经》）"。洪脉，"指下极大（《脉经》），来盛去衰（《素问》）"。微脉，"极细而软，按之如欲绝，若有若无（《脉经》），细而稍长（戴氏），《素问》谓之小，又曰：气血微则脉微"。紧脉，"举如转索切如绳，脉象因之得紧名"。缓脉，"去来小快于迟（《脉经》），一息四至（戴氏），如丝在经，不卷其轴，应指和缓，往来甚匀（张太素），如初春杨柳舞风之象（杨玄操），如微风轻飐柳梢"。芤脉，"浮大而软，按之中央空，两边实（《脉经》），中空外实，状如慈葱"。弦脉，"端直以长（《素问》），如张弓弦（《脉经》），按之不移，绰绰如按琴瑟弦（巢氏），状若筝弦（《脉诀》），从中直过，挺然指下（《刊误》）"。革脉，"弦而芤（仲景），如按鼓皮（丹溪）"。牢脉，"似沉似伏，实大而长，微弦（《脉经》）"。濡脉，"极软而浮细，如帛在水中，轻手相得，按之无有（《脉经》），如水上浮沤。帛浮水中，重手按之，随手而没之象"。弱脉，"极软而沉细，按之乃得，举手无有（《脉经》）"。散脉，"大而散。有表无里（《脉经》），涣漫不收（崔氏），无统纪，无拘束，至数不齐，或来多去少，或去多来少，涣散不收，如杨花散漫之象（柳氏）"。细脉，"小于微而常有，细直而软，若丝线之应指（《脉经》）。《素问》谓之小。王启玄言如莠蓬，状其柔细也"。伏脉，"重按著骨，指下裁动（《脉经》），脉行筋下（《刊误》）"。动脉乃数脉，"见于关上下，无头尾，如豆大，厥厥动摇"。促脉，"来去数，时一止复来（《脉经》）。如蹶之趣，徐疾不常（黎氏）……数止为促，缓止为结"。结脉，"往来缓，时一止复来（《脉经》）。《脉诀》言：或来或去，聚而却还"。代脉，"动而中止，不能自还，因而复动（仲景）。脉至还入尺，良久方来（吴氏）"。

除去迟脉（一息三至）、数脉（一息六至）、疾脉（一息八至左右）三种脉象是属于以计量为准之外，其余25种脉象皆是以象来释义。从脉象不难看出，与西医学诊断中的化验指标不同，中医对于各种脉的描述并非靠具体的数据或计量单位来呈现的，而是更加形象生动地展现。

三、何为腹象

腹象，顾名思义，即腹部所呈现出来的象。"腹象"一词首见于《诊病奇侅》，其云："欲工其术者，可致思诊腹矣。知人之死生，病之轻重，莫切于诊腹，欲详其法，先须知平人之腹象，从而推考之，朝夕用工揣摩，则必得其精微，不可忽略也。"可见诊腹象对于医者的重要性，而取象之功夫亦需朝夕用功揣摩，方能悟到其中的精妙。

腹象主要是通过医者用心诊察所获得的，我们把人体在自然环境下，腹部所呈现出来的反映疾病性质及人体健康状况的各种征象叫作腹象。人体的健康腹象可以表现为全腹整体感觉不寒不热，温度适中，干湿适宜，弹性好，软硬适度，层次分明，整体上无增厚、条索、粘连、水肿、气肿、硬结等异常组织感觉，医者行推拿手法时通畅柔和，无寒、热、痒等异常感觉，患者无疼痛及不适感。

四、腹象与腹证

腹证的获取多是通过患者自觉症状和医者他觉体征两方面，以自觉症状为主。有关腹证方面的记载最早见于《内经》，次而《难经》，至张仲景的《伤寒论》和《金匮要略》，再到巢元方的

《诸病源候论》，腹证始终与处方论治密切结合，成为中医"辨证"之"证"的一个不可分割的组成部分。由于腹证的表现复杂而且变化微妙，所以近现代学者将腹证大致分为十纲，即痞、满、硬、结、紧、软、动、音、痛、不仁十个胸腹部主要症状。

我们从《伤寒论》中不难看出，大部分腹证的诊断都是建立在患者的感觉和医者的感觉上完成的，如《伤寒论》云："伤寒六七日，结胸热实，脉沉而紧，心下痛，按之石硬者，大陷胸汤主之。""心下痛"是患者的感觉，"石硬"是医者的感觉。再如"太阳病，重发汗而复下之……从心下至少腹硬满而痛，不可近者，大陷胸汤主之"。"从心下至少腹硬满"是医者手下的感觉，"痛不可近"是患者的表述。由此可知，腹证的主要影响因素为患者的表述和医者的状态及手感。

腹象是医者通过腹诊手法，对患者胸腹部出现的各种征象及内脏疾病反映于胸腹部的各种症状直接映射所得的结果，它是以他觉为主，考验的是医者的真功夫。腹象的主要影响因素为医者的状态及手感。腹象的辨别，主要依据医者的手下感觉，因此，医者察腹，必须反复练习手感、指感，细心体察，逐渐达到心手合一的地步，尤其是对无形腹象更应反复体察，只有做到精确无误，才能有的放矢地对症治疗。

腹象与腹证在表现形式上类似，都是复杂多样且变化微妙，腹象可以分为有形之象和无形之象，有形之象多由无形之象化生而来。取无形之象需要悟性，需要练习。

五、常见腹象及临床意义

何氏腹象疗法在临床应用中发现，不同的疾病表现在腹部的情况也不尽相同，人体在自然环境下腹部所呈现出来的反映疾病性质及人体健康状况的形象叫作腹象。但是在临床上，最常见的还是非健康腹象，也就是异常腹象，包括非实体性腹象和实体性腹象。非实体性腹象是体内的病气尚未气化成形，还是处于气的状态，所引起的疾病多是功能性疾病。而实体性腹象多是病气已经气化成形，在相应部位产生一些病灶（如条索、包块、压痛点等）。由于每个患者的发病情况不同，所以呈现出来的腹象也多种多样，非实体性腹象和实体性腹象经常盘根错节地交错出现，因此腹象呈现繁杂多变的特点。我通过归纳总结，先将腹象按照八纲辨证中的寒热属性和虚实属性进行分类如下：位、形、质、态。

位，即病灶所在位置；形，即形状，分为有形和无形；质，即质感，如软硬；态，即状态，如动静、虚实。

寒多体现于水分穴处，热多体现于鸠尾穴处，虚多体现于气海穴处，实多体现于中脘穴处。

寒、热、虚、实腹象如图4-1所示。

（一）寒、湿、热、燥

根据寒热程度，腹象可以分为寒、湿、热、燥四种情况。

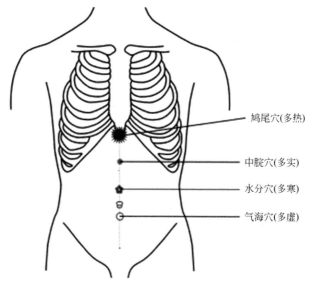

图4-1 腹象寒热虚实体现图

1. 寒性腹象

寒性腹象多见于阳虚体质者，手下可感肌肤表层，有一种绷满紧张感，手下似有凉气上冲，或有病气寒甚者，似寒气刺骨，此类腹象患者多存在疼痛敏感，虽痛但喜温喜按。

2. 湿性腹象

湿性腹象多见于患者阳气已受损，不足以气化津液，常见于脾阳虚、肾阳虚的患者，手下可感皮肤潮湿，皮下组织黏滞，有阻力感，似皮革，湿性组织非重手法不易化开。

3. 热性腹象

热性腹象常见于食滞化火或肝火旺盛及胃火盛者，手下可感皮肤组织有发烫感，有的好似炒过的沙粒，有烫手感，有的似有火蒸，带有湿气的热，患者常有烦躁、易怒现象。

4. 燥性腹象

燥性腹象常见于阴虚及阴阳两虚患者或肠燥津枯患者，手下可感患者腹部干燥，毫无润泽度，甚至皮肤皲裂，粗糙棘手。

亦有寒热同时存在时，如：

上热下寒：此腹象常见，上腹蓄热，手感热自内发，而下腹一片寒象，手感上腹皮肤凉或有凉气自下向上冲。

上寒下热：此腹象较少见，亦有可能此腹象存在时间短，有时可见于膀胱蓄热或湿热下注于下焦。

多数腹象和其他邪气夹杂出现，如：

风寒滞腹象：常见于卫气虚，易出汗，汗当感触风寒者。手感在风寒组织化解的时候，风寒分离，有凉气冒出，有时患者本人可自觉身体某个部位凉风向外排出。多见于卫气虚弱，偏爱运动，常致大汗淋漓者。

寒火滞腹象：寒邪与火邪互结，即冰火相融，或寒滞化火，手感组织先感寒凉，再有热气向上冒，即外寒内热。也有先感受到火热，后有凉气从下冲上者，即外热内寒。多见于阴盛格阳及阳盛格阴的患者，或饮食辛辣后又食寒凉。

寒湿滞腹象：两种阴邪相加，易伤人阳气，手感组织凝滞、板硬、按之顶手，抵抗感强，寒气侵骨，腹部完全或部分失去灵活自如的状态。多见于脾肾阳虚、命门火衰之人。

湿热滞腹象：有湿郁化热、湿蕴热灼的状态及湿热在内、热迫湿出的状态，手感腹部皮肤湿滑有汗或黏腻如油，较寒湿滞稍有活力，多见于毒热蕴结胃肠或心火下移胃肠、膀胱湿热等患者。

燥火滞腹象：两种阳邪相加，易伤人阴液。手感皮肤干燥粗糙，医者指腹按于腹部，久按有烫手感，有时带有刺痒感，多见于自主神经功能紊乱患者。

痰湿滞腹象：湿热化痰，痰湿互结，手感组织似有核，质黏，捏之不硬，弹性好，疼痛不明显。多见于湿气困脾或脾肾阳虚患者。

食火滞腹象：食滞化火或过食辛辣所致，手感除有食滞感觉外，尚有发热烫手感。

食寒滞腹象：长期贪凉，饮食寒凉，阳气虚弱，无力化寒，动力不足，致使寒滞食停。手感有食滞症状外，尚有寒气袭手感。

（二）硬、痞、满、软、散、陷

腹象中，根据软硬程度可将腹象划分为硬、痞、满、软、散、陷。

1. 全腹部的腹象

全腹实硬：全腹肌肉及皮肤紧张僵硬，有失灵活，甚至僵硬如板状，手感如按皮革。多见实证阻滞。

全腹实满：全腹胀满犹如充气皮球，按之弹性强，疼痛明显，多由情志不畅、肝胆气郁、气机不和所致。

全腹痞满：少见，多见于心下痞。

全腹虚软：全腹软弱无力，没有弹性，犹如泄气皮球，甚或塌陷褶皱，捏起一堆，放下一片，表示气血脏腑俱虚。

全腹虚散：腹部松散，按之虚散无力，腹部皮肤无弹性。

全腹虚陷：腹壁塌陷，皮肤皱褶，多干燥粗糙。

上实下虚：上腹按之紧张僵硬，多有肿块，常伴疼痛；下腹软弱松散，没有弹性。

上虚下实：与上实下虚相反，多见于便秘患者或下焦闭阻。

但从临床上观察，绝大多数患者腹象常常形成于腹部的某个区域。

2. 上腹部的腹象

心下痞腹象：手下感按之外表绵软而微紧，中按濡弱空而无物，里底微硬，无反射，无压痛，如按绷紧的棉布。

心下硬腹象：在痞的基础上出现腹壁紧张，抵抗力强，按之有痛感。有形之邪凝聚所产生的块状物，坚硬，抵抗力强，按之有痛感。

心下支结腹象：患者自觉心下满闷，硬胀而撑及两胁。上腹部胁肋缘组织紧张，其如晾衣架支撑于心下。多是少阳胆火内郁，横逆犯胃。

心下满腹象：在痞的基础上出现膨满、顶手的感觉。手下感出现膨隆，有气充盈的感觉。

胁肋满腹象：在单侧或双侧肋弓上下的胁部及胁下部出现窒闷不适，或胀满，或堵塞感。手感胁下部组织增厚，多为肝胆病变，气机不利。

胃中痞腹象：在胃脘部出现痞塞，胀满感，按之压痛，多为食积或中气不足、不能运化所致。

胃脘硬腹象：在胃脘部出现硬性结节，常见圆形或椭圆形，亦有不规则形，按之痛或不痛，多为长期饮酒或暴饮暴食损伤脾胃、血瘀气滞所致。

腹区任脉结滞腹象：腹区任脉循行线上，腹部组织变硬如绳索，紧绷，或有结聚，好似打结的绳索。

腹区胃经阻滞腹象：从肋下缘到脐之间，两侧或一侧胃经阻塞，组织变硬或有滞感。多由中焦不通、脾胃升降功能紊乱所致。

3. 脐周部的腹象

脐周坚满：脐周坚硬胀满，抵抗力强，包块似有根，按之疼痛向四周扩散，或向上通心，或散至腰背。

脐周包块：脐周存在一个或少数包块，或软或硬，推之不移或可移动，按之有压痛，常可出现放射痛。

脐周结节：脐周出现多个鹌鹑蛋大小的结节，有阻力感，坚硬。

4. 下腹部的腹象

下腹痞肿：下腹部局部有肿胀，按之有抵抗压痛，痛向周围放射，深按可触及痞块。

下腹硬结：下腹部局部有抵抗感和触痛，深触之可触及石子样结节或条索状物。

下腹拘急：患者自觉下腹近耻骨部胀痛难忍，腹直肌呈紧张硬痛，向下放射。

下腹寒凉：医者以手触之可感似有凉气上冲，或有病气寒甚者，似寒气刺骨。

下腹虚软：腹部软弱无力，没有弹性，多见于元气亏虚。

下腹局部气团：可分固定性气团和游走性气团。固定性气团的位置固定，施术后气团多能变小或消失，容易化解。游走性气团，有气团在腹内，像棉花糖，按之游走，有的变换体位后气团也会由某一位置变换到另一位置，游走不定。此腹象一旦形成很难处理。连续治疗几次后可能会变小变薄，如不彻底清除，停止治疗后一段时间又会以原来形态出现。

（三）其他腹像

不仁：指腹部肌肉皮肤自我感觉不灵或麻痹，按触腹部空虚无力，常见有小腹不仁。

痛点：是疾病病理变化反映在患者机体的一种自觉症状。痛，患者可自感疼痛，或无自我疼痛感而触按时感到疼痛，也有自感疼痛而按压后疼痛加剧或减轻的情况。

腹肌紧张：两侧腹直肌僵硬，绷直，不耐重按。腹象若见肠型，多见于肠梗阻。

腹皮拘急：即腹直肌浅表皮下紧张，压痛。有些肝气郁结严重的患者右下腹皮肤可见颜色变深，色素沉着，出现斑点或板块，胁下皮肤对各种刺激变得不敏感。

此外，按形状分还有条索状、块状、石子状、布状、网状、柿子状、烙饼状（发面、死面）、腐竹状、牛舌状、核桃状、栗子状等；按层次分有深有浅；按脏腑分有积有聚。

腹象与疾病之间存在着密切的关系，一个患者的腹象可能对应着某一种疾病或者几种疾病，或者对应着某种证，抑或某种症。如胃炎、胃溃疡的患者经常会在胃脘部出现硬币大小的圆形或椭圆形结节，有的患者结节可触及明显的边缘。妇科病如子宫肌瘤或者卵巢囊肿等患者经常会在脐周左右两侧形成鹅卵石样小结节，可单个出现，也可呈现多个结节。而肝气郁结的患者在剑突下（鸠尾穴处）和胁肋缘可触及气团或有皮下组织增厚感等。

到目前为止，由于病种的复杂性，所呈现的腹象亦千奇百态，我对于腹象的总结尚不完全，腹象所对应的疾病关系同样需要进一步深入研究，临床上患者的腹象多种多样，是一项复杂的中医诊断学系统大工程。即便如此，依然有规律可循，需要耐心地抽丝剥茧，分门别类。希望未来会有更多对腹象疗法感兴趣的中医同道能够参与到腹象的研究中来，为继承和发展腹象疗法谱写新篇章。

第五节　手法大要

一、腹象疗法的诊治程序

　　腹象疗法操作方法及治疗程序为：先以五指指腹轻放于患者上腹，以擘指或示指作为主要诊指（其余四指为辅）探查整个腹部。顺序是自上而下，先轻按，再中按，再重按，先中间后两边，即先任脉，再足少阴肾经、足阳明胃经，最后足太阴脾经，在探查过程中，发现病灶即可治疗，做到诊疗一体，诊治并行。当完成对整个腹部的探查后，腹象情况及病灶位置基本可以确定。在诊疗过程中，要辨象论治，根据患者腹象选择相应手法，腹象在治疗过程中是变化的，要根据腹象的变化随时调整，如全腹硬满，应先以五指抓摇颤腹法进行调理使腹部略松软后再进行下一步，小的痞块或结节多用擘指通经消痞法或剑指化癥破气法消除，如病灶面积大，可选用三指玄颤深耕法进行调理，四指玄摩走经法适用于沿经络走行的条状条索或结节。手法运用要灵活，治疗过程中，配合指压、指揉、滚腹、拿腹、颤腹等手法，具体手法操作如下。

　　第一步：首先以擘指施术于剑突下鸠尾穴，手法力度由轻到重，以患者舒适为宜，若此处存在病灶，可以用擘指通经消痞法持续治疗1～3分钟。若此区正常，不存在病灶，可以向下继续探查，如患者无不适感，手指应始终按于腹部，不能随意抬离腹壁。然后手指向下滑动，滑动过程中依然是轻按于腹，从鸠尾穴到巨阙穴、上脘穴、中脘穴……向下一直到水分穴，手指可离开腹壁，避开神阙穴（脐），再从阴交穴开始，继续向下直到中极穴，沿线发现病灶持续治疗1～3分钟，根据是否发现异常腹象灵活掌握时间。

前面病气论里提到过，病气聚则成有形病灶，有形病灶散则又成病气。任脉调理完，散开的病灶郁结会以气的形式散开，若病灶散开过快过多，此时腹部容易出现胀气现象，这时需要用颤腹法和理腹法对腹部气机进行调理，引气下行，从下排出，如果不采取此手法或者此手法应用不及时，患者会出现嗳气、气逆等现象。出现这样的现象也不需要惊慌，病气排出后症状自会消失。

第二步：自任脉左右各旁开半寸，沿着肾经在腹部的循行路线，先以擘指通经消痞法，从上自胁肋下幽门穴沿肾经走向下直至横骨穴，依旧重复任脉施术手法。也可一侧用擘指通经消痞法，另一侧则用剑指化癥破气法，两侧同时进行诊治，沿线发现病灶持续治疗1～3分钟。肾经调理完同样以颤腹法和理腹法进行气机梳理。

第三步：在任脉旁开一寸半开始，沿胃经在腹部的循行线路自不容穴到气冲穴。运用手法操作同肾经。

第四步：自任脉旁开四寸，沿脾经在腹部的循行线路从腹哀穴到冲门穴。运用手法操作同肾经、胃经。

第五步：腹部调理完毕后，按揉两腿血海1～2分钟、足三里1～2分钟、三阴交1～2分钟。以促进散开的病气下行，从两足底排出。

第六步：腹为阴，背为阳。腹象疗法调理人体主要以腹为治，但人体是一个整体，所以要兼顾背部调理。腹部调理完毕后嘱患者翻身趴于治疗床上，首先以五指梅花雀啄法沿督脉及背部膀胱经自上而下进行叩击，重复叩击2～3遍。然后以二指夹脊法施术于背部脊椎，沿脊椎自第7颈椎开始向下至第5腰椎，重复2～3遍。接着转变手法，双手指按于腰骶部八髎穴范围内，十指共同发力，进行震颤，即双手颤八髎，此手法持续20～30秒。然后将双手互搓，搓热后单手按于命门穴30秒，将手的热量导入。最后以右手手根沿督脉大椎穴向下推至腰俞。

第七步：背部调理完毕后，按揉两侧环跳穴1～2分钟、两腿委中穴1～2分钟、承山穴1～2分钟，同样是促进散开的病气下行，从两足底排出。

二、腹象疗法的注意事项

腹象疗法的操作治疗过程中对医者和患者均有要求。

1. 对于患者的要求

患者平卧、放松、环境温度适宜，气息不平不可治疗，务必使气息平和，心情舒畅。

治疗时不宜过饱，过饱则伤神。也不能处于饥饿状态，过饥则伤气。在没有饥饿感时，最好是饮食前治疗。如果饭后治疗，宜在饭后1小时治疗。

治疗前要排空膀胱，不可在憋尿情况下治疗，以免因膀胱中有尿液存留而引起操作时腹中不适。

治疗后宜饮温热水，尽量不要食用寒凉及黏腻食品，不宜剧烈运动。

2. 对于医者的要求

身：根据位置高低，医者可选择立于患者右侧或面向患者端坐于其右侧。

心：安神定志，少私寡欲，心平气和。

医者身体疲乏时或者患有疾病时不可治疗，治疗前手的温度应该是温热，经常修剪指甲，以避免刺激腹部皮肤引起患者表皮疼痛，同时保证手的温和及手法的刚柔并济，不可用蛮力。医者的手法力度应根据患者腹壁的韧性和患者年龄等实际情况而定。

三、腹象疗法的治疗反应

在何氏腹象疗法治疗过程中或治疗后，患者的身体常常会出现明显的反应，而且这些反应具有一定的共性与规律。我根据临床实践观察，把患者的反应归结为腹象反应和整体反应。

（一）腹象反应

腹象反应主要表现为腹部逐渐变软柔和，腹部阻滞点如条索、结节、硬块、气团等逐渐消失，腹胀、腹痛症状消失，腹象恢复正常。在治疗过程中或治疗后的几天常常会有肠鸣音亢进的现象出现。尤其值得一提的是，经过何氏腹象疗法治疗1～3次后，多数患者的腹部任脉线的表皮出现疼痛，通常腹象异常的情况越严重，任脉线的疼痛越明显，而正常人或腹象正常的人无疼痛感。疼痛在随后的治疗过程中会逐渐消失。

（二）整体反应

1. 排郁气反应

这是最明显的反应之一。据临床观察，郁气的外排多以情志方面的反应及肛门排气、嗳气等反应形式外排。如平时烦躁易怒者经治疗后变得心平气和，有些患者出现不自主流泪，且眼泪发黏，流泪后感觉视物清晰，眼睛明亮，心情舒畅。绝大多数患者会出现肛门排气和呃逆、嗳气反应，是郁气经肠道脾胃自上而下排出的表现。

2. 排便方面

多数患者出现大小便次数增多，治疗前几天多排出宿便，恶臭，色深，这属于正常的排毒反应，不是腹泻。而对于腹泻型的肠易激综合征，何氏腹象疗法可以减少腹泻次数，使其逐渐恢复正常排便。对于小便次数增多，可能与患者脏器功能衰退、代谢减慢，治疗后代谢功能恢复、脾肾功能增强、组织细胞内积聚的水排出有关。

3. 饮食方面

经治疗后多数患者食欲得到改善，食纳转佳，食量渐增，食之香甜，喜饮水，有些患者出现大量饮水排尿的现象，提示身体内的循环开始活跃，代谢增强，机体功能逐渐恢复正常。

4. 睡眠方面

无论是失眠患者还是嗜睡患者，经何氏腹象疗法治疗后基本能恢复正常，睡眠质量得到良好改善，睡眠深透，原有症状如疲劳乏力、头脑昏沉、食欲不振等症状渐渐消失。

5. 其他

有时患者还会出现类似排风寒的反应。风寒的外排多以打喷嚏、流鼻涕等形式排出，或从口鼻及四肢末梢指甲缝外排，如一些患者自述有凉气自喉咙、指甲缝向外冒出等现象出现。一些手脚冰凉的患者治疗后开始手脚发热。还有一些患者出现面部痒、蚁行感、抓耳挠腮、手舞足蹈现象。此外还可以消斑净肤，二便通畅后，浊气毒素排出通畅，清气营养物质可上荣于头面，促进面部血液循环。助发汗，一些患者治疗后出现排汗增加，排出的汗液黏，且异味大。

四、腹象疗法的常用手法及临床应用

（一）一般手法

1. 指揉法

用指腹部（擘指或中指、示指、中指、环指）贴附在一定部位或穴位上，做轻缓旋揉的节律性动作。操作时腕部放松，摆动前臂，带动腕和掌指，揉动时需蓄力于指，吸定在操作部位。此疗法具有通经理气、散瘀止痛的效果（图5-1）。

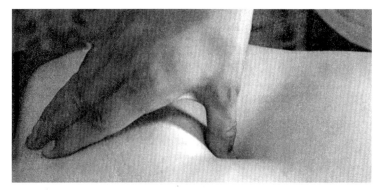

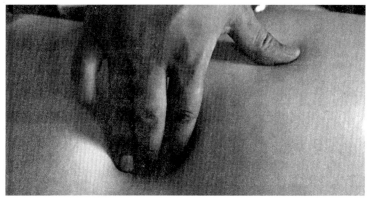

图5-1　指揉法

2. 指压法

以指代针，通过对相应穴位的掐、压等手法产生如针感得气效果。该法具有调和气血、疏通经络、补虚泻实、散瘀解肌、祛邪除病的作用（图5-2）。

3. 拿法

拿法是用指或全手合力相扣，收拢如钳，提拿肌肉的一种手法，要以指腹着力，提拿方向要与肌肤垂直，提起后可配合抖、

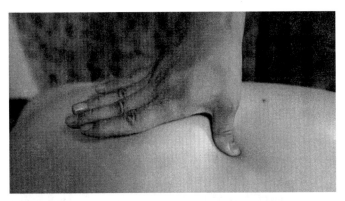

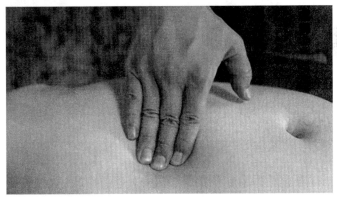

图5-2　指压法

掐、捏等手法，在拿起肌肉组织后应稍停片刻，再松手复原。拿法包括指拿法（三指拿、四指拿、五指拿）和全手拿。具有疏通经络、开窍止痛、解除疲劳等作用（图5-3）。

4. 拍法

五指自然并拢，掌指关节微屈，使掌心空虚，然后以虚掌有节律地拍击治疗部位，称为拍法。拍法具有行气活血、舒筋通络、化瘀散结的作用（图5-4）。

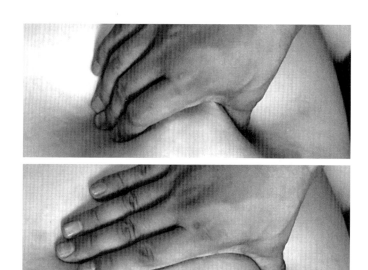

图5-3　拿法

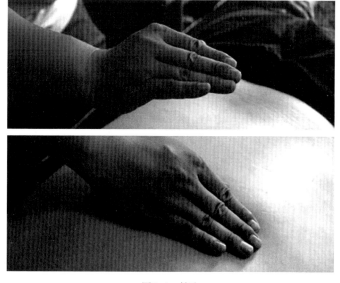

图5-4　拍法

5. 抓法

抓法是将五指分开，满把捏拿治疗部位，然后缓慢提起，也称五指抓法；或者用示、中、环、小指和掌相对，控拿上提，治疗部位的软组织，称为指掌抓法。抓法具有疏通经络、祛风散寒、松解粘连、缓解痉挛的作用（图5-5）。

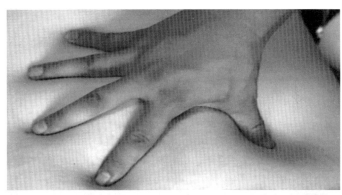
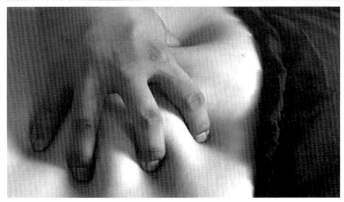

图5-5 抓法

6. 捏法

捏法是用手指挤捏肌肉、肌腱并连续移动的一种手法。以擘指腹分别与示、中、环、小指腹或四指同时相对用力，掌心勿贴皮肤，连续灵巧地张合施术，具有舒筋通络、行气活血、松解粘连等作用（图5-6）。

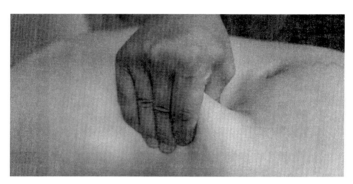

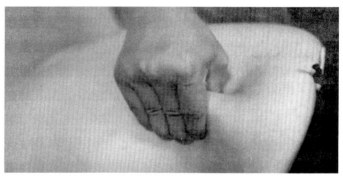

图5-6　捏法

7. 缠法

缠法是以擘指指端着力于体表施术部位，其余四指自然弯曲，呈半握拳状，沉肩、垂肘、悬腕，通过腕部做小幅度的主动摆动，带动擘指指间关节做快速的屈伸活动。屈伸活动的幅度均小、频率快。缠法具有活血祛瘀、消肿散结、调和气血、健脾和胃、调节胃肠等作用（图5-7）。

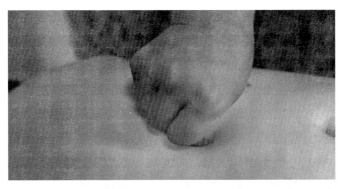

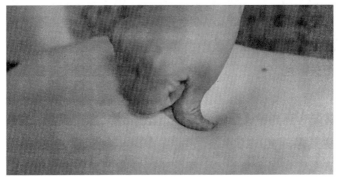

图5-7 缠法

（二）特色手法

1. 擘指通经消痞法

手法：擘指指腹或指尖竖立，垂直作用于腹部，施术时其余四指张开自然落于腹上，不用力只起固定作用，掌虚指实，前臂放松后高频震颤带动擘指，要求用力适度，不可过猛，开始做时用力应当轻度、柔和、深透（图5-8）。

意想：气从擘指指端发出，气从腹部穿透直达后背。

作用：作为腹象疗法的主要手法，主要用于消痞散结、化滞消癥，因擘指易发力，且接触面积小，压强大，主要用于上腹部，具有破、散作用。

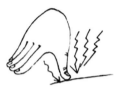

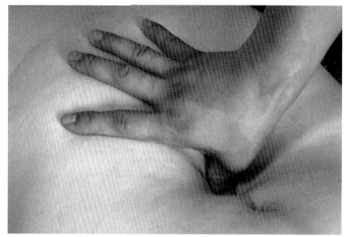

图5-8　擘指通经消痞法

2. 剑指化癥破气法

手法：示指和中指并拢，其姿势为环指和小指弯曲，令擘指压在该二指的指节上。施术时二指并拢如剑，轻放于腹部硬满处，后逐渐增力，以肘为轴高频震颤，若遇痛甚不耐受者，可用剑指轻按病灶处逆时针画圆（图5-9）。

意想：指尖气如剑尖直入腹内，击穿病灶势如破竹。

作用：剑指具有消癥散痞、破气祛邪的作用，为道家常用手印，往往配合意念施术于中腹或少腹。

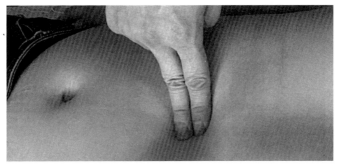

图5-9 剑指化癥破气法

3. 三指玄颤深耕法

手法：示指、中指、环指三个手指并拢，三合一作用在腹部，以高频震颤手法施术，医者身体放松，力度由轻到重（图5-10）。切不可初始就施蛮力，以免损伤脏腑，扰乱气机。

意想：三指并拢如剑，气以中指为剑尖直达病灶处。

作用：主要用于腹部面积较大的痞块、结节或长条索，也可化解气团，具有消散、化滞、破气功能。

4. 四指玄摩走经法

手法：用除擘指以外的其余四指并拢，先由示指发力，进行点、颤、揉，接着换为中指，依次为环指、小指，然后再用示指，滑行向前，反复进行（图5-11）。

意想：四指与腹部一体，四指发出的气随经络循行线行走。

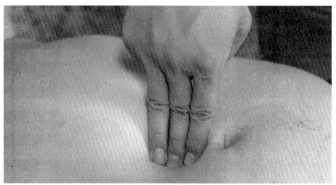

图5-10 三指玄颤深耕法

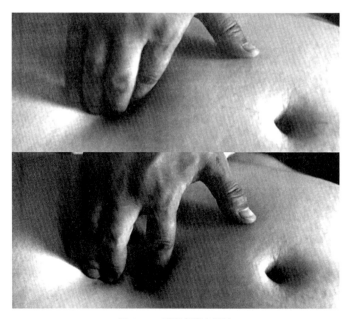

图5-11 四指玄摩走经法

要求术者精神集中，四指滑动过程中始终不能离开患者腹部。

作用：多用于腹部纵行的经络线，主要用于经络循行线路上的长条索，同时治疗过程中具有阻止浊气逆行向上的作用，具有活血导滞、引气下行的功能。

5. 五指抓腹摇颤法

手法：将擘指与其余四指相对分开，置于腹部两侧，向下按压后，合力相扣，抓起腹部中间组织，先左右摇晃，然后震颤（即擘指和其余四指迅速张合），柔和深透。要求掌虚指实，掌心紧贴腹壁，掌指关节要灵活，自上而下施术（图5-12）。

意想：热气自掌心散入腹内，抓颤中热气遍布全腹。

作用：主要用于全腹僵硬毫无平和度，或者全腹多病灶，或

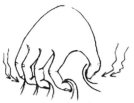

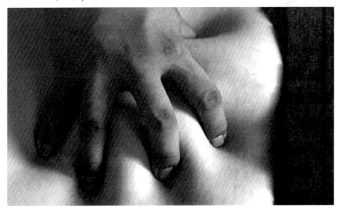

图5-12 五指抓腹摇颤法

是全腹冰凉。此法具有松解粘连、振奋阳气、调和脾胃的作用。

6. 滚腹法

手法：即滚法在腹部的操作，滚腹法在腹象疗法中一般多用于两胁下。常用的滚腹法是用手掌尺侧面的背部及掌指关节背侧凸起处，在操作部位做来回翻掌、旋转动作。何氏腹象疗法也常用到以桡侧第一掌骨及掌指关节凸起处在腹部施术。两种滚法也称为小鱼际滚法和大鱼际滚法（图5-13）。

作用：具有松解粘连、活血化瘀、理气散结的作用。

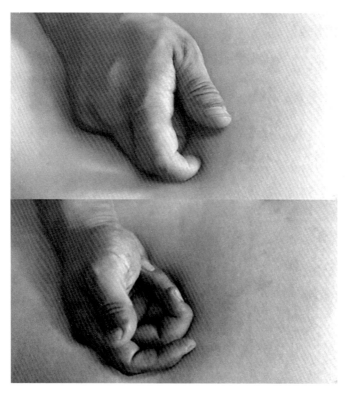

图5-13　滚腹法

7. 拿腹法

手法：操作时手指要伸直，以擘指和其他手指的掌面对称紧夹腹部两侧，着力面分散，在手指相对挤的基础上，将所夹腹部组织向上提起（图5-14）。

作用：具有调和脾胃、激发经气、疏通经络、导滞通便的作用。

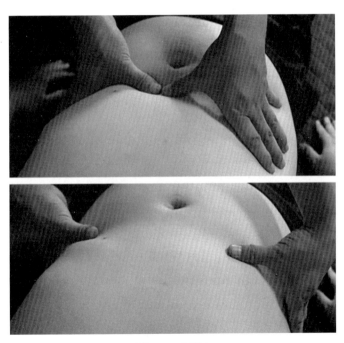

图5-14　拿腹法

8. 揉腹法

手法：右手手掌置于腹部，掌根轻轻向下按揉，略推向对侧，再用除擘指外的其余四指指腹由对侧轻揉回掌根方向（图5-15）。

作用：具有疏肝理脾、行气导滞、化郁散结、温阳散寒的作用。

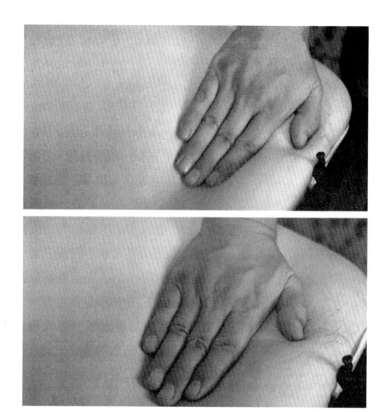

图5-15 揉腹法

9. 抓腹法

手法：手指略屈曲，着力点在五指之端，且满把抓捏，抓提起的腹部组织充满于手掌之中（图5-16）。

作用：具有活络行气、调理胃肠的作用。

10. 颤腹法

（1）单手颤腹法

手法：将手掌置于腹部，放松后利用前臂和手部肌肉，做强

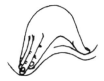

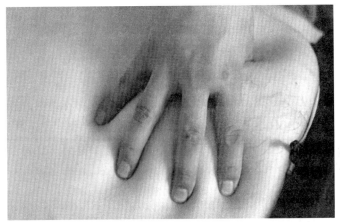

图5-16　抓腹法

烈静止性的收缩，使手臂产生强烈高频率的震颤（图5-17）。

（2）双手颤腹法

手法：两手手指张开，指间距与肋骨等宽，手指分别置于两侧肋间隙，向中间稍加压力，并加颤法，施术者不可用力过猛，需灵活掌握（图5-17）。

作用：具有理气散郁、活血行气、消肿散结的作用。

11. 理腹法

手法：双手握空拳，以屈曲的手指指背为着力点，在整个全腹自上而下迅速反复捋理施术。施术中手指弯曲成弧形，技巧灵活，速度适当（图5-18）。

作用：具有导气下行、疏通经络的作用。

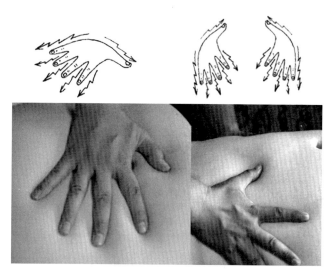

图5-17　颤腹法

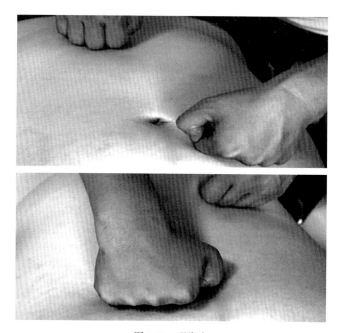

图5-18　理腹法

12. 梅花雀啄法

手法：五指自然放松并拢成梅花状，指掌呈虚状不发力，靠手腕的摆动将力传递到指端，作用于施术部位（图5-19）。

作用：具有激发正气、通经活络、开闭窍、行气活血的功效。

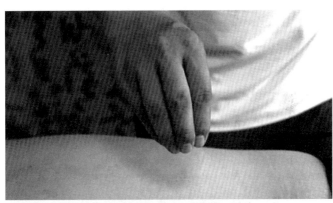

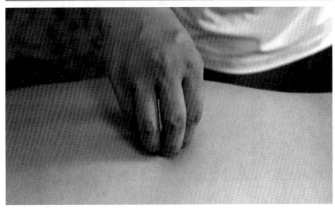

图5-19　梅花雀啄法

13. 二指夹脊法

手法：握拳后伸出示指和中指，并屈曲，以手指第二节为着力点，下按并夹住脊椎，沿着脊椎从第一胸椎至第五腰椎两侧夹按（图5-20）。

作用：具有通经活络、调和气血、激发阳气、开闭窍穴的作用。

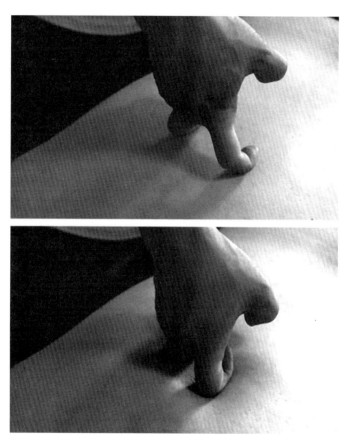

图5-20　二指夹脊法

14. 双手颤八髎法

手法：术者两手十指分开，扣于患者腰部八髎穴部位，上身端直，通过前臂震颤带动手指，在颤的过程中加入抖法，操作时要求渗透性强，但不失柔和，操作过程中不憋气（图5-21）。

作用：具有补肾壮阳、培本固元的功效，打通尾闾气机使之流畅。

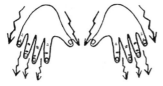

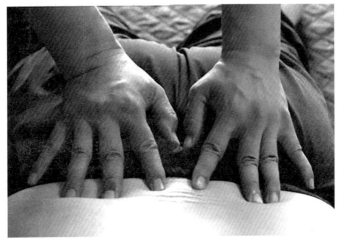

图5-21 双手颤八髎法

15. 温补命门法

手法：单手放于患者腰部命门穴，进行快速来回摩擦，待起热后用手按于命门穴，使热气向内渗透（图5-22）。

作用：具有温补命门、补气固元、疏通经络的功效。

16. 推督脉

手法：单手沿患者督脉进行来回推拿，使热气向内渗透（图5-23）。

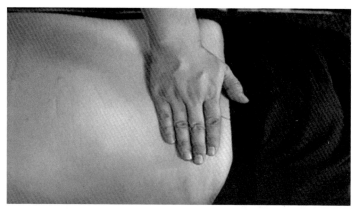
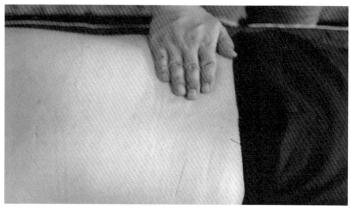

图5-22 温补命门法

作用：具有促进血液循环、温肾助阳、滋补阳气、疏通经络的功效。

17. 点穴法

点风池、环跳、委中、足三里、承山等穴位，使病气自上而下疏导，如果病气过多或者患者本身机能减退，病气容易在身体的这些部位堆积，而点穴法有利于病气顺利通过并排出体外。

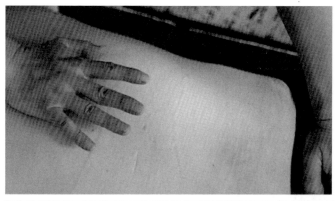

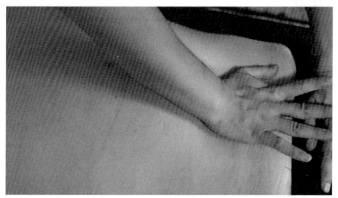

图5-23　推督脉

下篇　实践篇

腹象疗法治病，治则多以"通""和"立法，但亦应根据辨证的虚实寒热、在气在血，确立相应治法，尤其是脏腑疾病，治疗更加直接，效果立竿见影。而患者自觉的腹痛或腹诊按压时出现的痛点，也说明腹内存在不通之处，正如《医学真传》所言："夫通则不痛，理也，但通之之法，各有不同。调气以和血，调血以和气，通也；下逆者使之上行，中结者使之条达，亦通也。虚者助之使通，寒者温之使通，无非通之之法也。若必以下泄为通，则妄矣。"在通法的基础上，结合审证求因，标本兼治。属实者，多阻多滞，重在祛邪疏导，行气导滞；属虚者，多是元气不足，元阳不振，应补元益气，温中补虚。临床中常见虚实夹杂或是治疗中虚实的转变，故腹象手法灵活多变，采用通腹化滞、温补元气、疏肝和脾、调和胃肠之手法时并非一成不变，而是在腹象的变化中随时调整手法加以应对。

第一节 腹 痛

案例1

赵某，女，55岁。初诊时间：2011年8月8日。

主诉：因腹痛反复发作，腹泻、大便困难交替出现20余年，便秘加重半年余来诊。

患者自述5年前在某医院诊断为肠易激综合征，曾服用多种中西药未见明显改善。近半年来便秘症状加重，食欲正常，食后腹胀，平日毫无便意，每天强迫自己去厕所排便，大便2～3日一行，排便难，大便前段燥如羊粪球，后段偏稀，便后有不尽感，偶有黏液，肛门时有坠感，排气少，眠差，入睡难5年余，近1周来加重，睡前紧张，入睡后多梦，平时乏力，头晕，头胀，无头痛。既往有反流性食道炎10余年，糖尿病2年，口服拜糖平每日3次，调节血糖，血糖控制尚可，腹壁静脉曲张6年，医院未查明原因，腹胀20余年，严重时自行口服吗丁啉。患者平素脾气暴躁，易怒，面色萎黄，形体消瘦，口干，口臭，皮肤干涩，舌质红，苔薄黄少津，脉细弱。

腹诊：腹壁静脉曲张，腹部皮肤干涩，寒热混杂，剑突下有强阻力感，久按燥热有烫手感，手下感有气团样病灶，左侧腹直肌下（任脉旁开2.5寸）自肋下缘起有一段长约3寸的皮革样病灶组织，脐上1寸水分穴处点按有放射性疼痛，且有凉气透出，少腹皮肤松软无弹性，按右侧腹部左下角时疼痛放射至胃区。

中医辨病辨证辨象分析：患者腹痛已20余年，平素易怒，恼怒伤肝，木失调达，肝气郁结，木气横逆克土，肝气乘犯脾胃，日久脾胃虚弱，导致脾胃功能失常，清浊不分，而发生泄泻；情志失调，脾胃虚弱导致肠道传导失常，而形成便秘。故中医辨病为腹痛，证属肝郁脾虚。此患者腹象虚实、寒热混杂，上腹多实，下腹多虚，上腹燥热，下腹寒凉，为混合型腹象，即上实下虚腹象＋上热下寒腹象。

中医诊断：腹痛（肝郁脾虚证）。

治法：疏肝理气，健脾补虚。

手法处方：因患者体虚，且存在腹壁静脉曲张，初次治疗手法须温柔缓和，主要采用梳理法、四指玄摩走经法及滚腹法、颤腹法针对全腹进行调理，待患者腹象及症状改善后可针对局部病灶实性腹象采用化解手法，如擘指通经消痞法、剑指化癥破气法、三指玄颤深耕法，消除局部实性病灶，使局部症状改善，后期治疗后可增加疏理法促进病气排出体外，进而达到疏肝理气、行气化郁的效果，最后以颤腹法和温补命门法振奋脾阳，激发元气，进而改善整个腹象情况。

患者治疗过程中腹象及病证变化：第一次治疗结束后患者剑突下阻力感减弱，气团消失，疼痛减轻。患者自述入睡情况好转，睡前紧张感消失，能够放松，清晨有便意，排便时不费力，排便顺畅，软便，未见羊粪球样便。后续继续按照腹象疗法一般治疗程序进行治疗，着重对左侧皮革样病灶进行化解，同时继续振奋脾阳，激发元气。第四次治疗后患者水分穴区疼痛减轻，患者矢气增多，头晕乏力减轻。第五次治疗后患者剑突下阻力感消失，气团病灶基本消失。患者晨起后眼角眵多（排病反应），自述几十年从未有过此现象，鼻流清涕（非感冒，同为排病反应），大便每日2次，便稀。连续七天七次治疗结束后患者皮革样组织基本消失，全腹按压疼痛全无。睡眠质量明显提高。患者腹象情况得到很大改善，自述精力比以前旺盛，疲劳感消失，大便正常，每日1次。诸症悉解。停诊后观察半年，亦无反复。

案例2

王某，男，56岁，干部。初诊日期：2000年1月9日。

主诉：腹部胀痛伴大便不成形10余年。

患者于10余年前出现腹部不适感，或胀，或痛，伴有大便溏薄不成形，喜热恶冷，痛时喜按，饥饿劳累后更甚，时有神疲、气短，曾于当地医院就诊，诊断为结肠炎，予中药调理，效果甚微，后患者因工作压力大，症状逐渐加重，出现腰腹及手脚冰凉。既往有高血压病史8年，平素口服硝苯地平片降压治疗，血压控制在（150～170）/（90～100）mmHg；结肠炎10年，未治疗。失眠7～8年。舌淡，苔白，脉沉细。

腹诊：患者胁肋下组织韧性增加，上腹部胁肋缘组织紧张，其形象如晾衣架支撑于心下。胃中脘有气性阻滞，鸠尾穴区有不规则形结块，脐上1寸有圆形结节，下腹部寒凉。

中医辨病辨证辨象分析：腹痛是指以胃脘以下、耻骨毛际以上的部位发生疼痛为主症的病证。腹痛的病名源于《内经》，《素问·气交变大论》云："岁土太过，雨湿流行，肾水受邪，民病腹痛。"《金匮要略·腹满寒疝宿食病脉证》对腹痛的辨证论治做了较为全面的论述，其言："病者腹满，按之不痛为虚，痛者为实，可下之。舌黄未下者，下之黄自去。"并开创了腹痛证治先河。《诸病源候论》始将腹痛独立辨证，对其病因、证候进行了详细论述，其言："由腑脏虚，寒冷之气客于肠胃膜原之间，结聚不散，正气与邪气交争相击，故痛。"李东垣将腹痛按三阴经及杂病进行辨证论治，其在《医学发明》中强调"痛则不通"的病理学说，并在治疗原则上提出"痛随利减，当通其经络，则疼痛去矣"，对后世影响很大。此案患者正气不足，内失温养，故时有腹胀、腹痛，遇热得食或休息，则助正以胜邪，腹痛会稍减。遇寒或劳累，则伤正以助邪，故腹痛加剧。脾阳不振，运化无权，故见大便溏薄不成形；中阳不足，卫阳不固，故有神疲、气短等症状；舌淡苔白，脉象沉细皆为虚寒之象。故中医诊断为腹痛，证属中脏虚寒。此案患者腹诊胁肋下缘如晾衣架支撑，胃脘有气性阻滞，故该患者腹象主要为混合型腹象心下支结腹象＋胃脘硬腹象。

中医诊断：腹痛（中脏虚寒证）。

治法：温中补虚，和中缓急。

手法处方：先以滚腹法施术于患者胁肋下腹壁，待胁肋下腹部组织较为平和后，再按照腹象疗法一般治疗程序进行治疗，对于胃中脘处气性阻滞应以剑指化癥破气法，在此处治疗时间可稍长些，此处一开，气机调畅，再着重以擘指通经消痞法处理鸠尾穴区结块，以揉腹法和拿腹法施术于下腹以驱散下腹寒邪，以双手颤八髎法和温补命门法激发患者命门元气。

患者治疗过程中腹象及病证变化：治疗3次，患者血压降至100/70mmHg。治疗5次后，患者排气增多，命门穴及肾俞穴自觉发热，腹部渐松软。间断治疗10多次后，患者大便成形，腰腹手脚冰凉消失，面色荣润，睡眠质量渐好，精力旺盛。

第二节 泄 泻

案例1

黄某，男，54岁，干部。初诊时间：2008年9月15日。

主诉：大便次数增多、粪质稀薄10余年。

患者于10年前喝凉酸奶后出现腹部胀满伴大便次数增多，大便稀薄如水，持续半个月，此后患者受寒后或食用寒凉食物后此症状会反复，饱餐后则出现心下硬满，胸部憋闷，食入寒凉后肠鸣即泻，腹部冷痛，喜温喜按，就诊于当地医院，诊断为肠易激综合征。患者诉近几年全身畏寒明显，时有腰膝酸软，手脚冰凉。舌淡苔白，脉沉细。

腹诊：患者胃中鸠尾穴区至中脘穴处存在数个大小不等形状不规则结块，好似渔网串联一起，质地坚硬，按之疼痛，全腹部以寒湿为主，尤其神阙穴与命门穴有明显湿凉感，手感黏滞。

中医辨病辨证辨象分析：患者乃领导干部，平素伏案工作，较少运动，日久身弱体衰，阳气不足。加之平时饮食不规律，脾胃受损，损及肾阳；或房劳过度，命门火衰，脾失温煦，运化失常，清浊不分，而成泄泻。且肾为胃之关，主司二便，若肾气不足，关门不利，则大便泄泻。故中医辨病为泄泻，证属肾阳亏虚。此患者上腹有数个硬块，按之疼痛，且全腹寒湿，为混合型腹象，即心下硬腹象+寒湿腹象。

中医诊断：泄泻（肾阳亏虚证）。

治法：温补脾肾，升阳止泻。

手法处方：此患者上腹部有多处不规则结块，且命门火衰，阳气不足，故在此处的主要手法应具有化滞除痞、通腹散结的作用，如擘指通经消痞法、剑指化癥破气法，以消除上腹部多个不规则结块，以缠法、拿法围绕脐周施术，以消除湿气，以颤腹法、温补命门法、双手颤八髎法温补肾元，振奋丹田元气。

患者治疗过程中腹象及病证变化：按腹象疗法一般治疗程序治疗7次后，患者诸症减轻。患者试探性地食用凉酸奶，食后无明显不适，且饱餐后也未出现心下硬满，憋闷。患者间断治疗10次左右，在一次治疗过程中，患者突然自觉下腹发热，迅速蔓延周身，自此之后，患者未再出现怕冷感觉，也未再出现频繁泄泻。

案例2

姜某，女，50岁，干部。初诊日期：2010年5月3日。

主诉：反复发作性腹部胀痛伴大便带脓血15年。

患者15年前出现时有腹部胀痛，大便时溏时泻，迁延反复，排便困难且带黏液或者脓血，饮食辛辣刺激性食物后更甚，食少，腹胀，肢体倦怠，神疲懒言，于某医院检查诊断为溃疡性结肠炎、胃窦胃炎。予以奥美拉唑肠溶片、木香顺气丸等中西药对症治疗，收效甚微。舌质淡，舌胖边有齿痕，苔薄白，脉细弱。

腹诊：按之于腹，患者胃脘部有类似核桃大样结节，升结肠区可触及条索，全腹冰凉。

中医辨病辨证辨象分析：溃疡性结肠炎与中医的"大瘕泻"相似，归属于"泄泻"范畴。本病之发生常因先天禀赋不足、素体脾胃虚弱、饮食不节、情志失调、感受外邪等导致脾胃、脏腑功能失常，气机紊乱，湿热内蕴，气机不利，肠络受损，久而由脾及肾，气滞血瘀，寒热错杂。病初与脾胃肠有关，后期涉及肾。故本病是以脾胃虚弱为本，以湿热蕴结、瘀血阻滞、痰湿停滞为标的本虚标实病证。本案患者饮食不节日久，大便时溏时泻，久病缠绵不愈，而导致脾胃虚弱。脾气不足，运化不健，乃致水反成湿，谷反成滞，湿滞不去，清浊不分，混杂而下，遂成泄泻。舌质淡，舌胖边有齿痕，苔薄白，脉细弱，皆为脾胃虚弱之象。故中医辨病为泄泻，证属脾胃虚弱。该患者全腹冰凉，且胃脘部有类似核桃大样结节，故此患者腹象主要为混合型腹象，即胃脘硬腹象+寒性腹象。

中医诊断：泄泻（脾胃虚弱证）。

治法：调和升降，健脾和胃。

手法处方：患者全腹冰凉，且胃脘部和升结肠区存在结节、条索，按照腹象疗法一般治疗程序进行治疗，着重以擘指通经消痞法化解胃脘部病灶，以三指玄颤深耕法和四指玄摩走经法化解条索，以温补命门法和颤腹法激发命门元气，改善腹部寒凉。

患者治疗过程中腹象及病证变化：治疗5次后，患者全腹冰凉好转，腹部胀痛消失。治疗14次后，患者排便自如，未见脓血。连续治疗2个月后复查胃镜，胃窦胃炎基本痊愈。

案例3

魏某，男，68岁，干部。初诊日期：2008年3月6日。

主诉：大便稀薄次数增多12年。

患者于12年前因工作压力大出现大便次数增多，每日多则8次，少则4次，与情绪有关，往往抑郁恼怒时症状加重，稀薄不成形，有时泄泻伴有腹痛，泻后痛减，矢气频作，素有胸胁胀闷，嗳气食少。曾于北京某医院进行系统检查，诊断为结肠炎、浅表性胃炎、轻度脂肪肝。予以蒙脱石散、盐酸小檗碱等对症治疗，症状无缓解。后行中药调理，症状有缓解，停药后复发。舌淡红，苔少，脉弦。

腹诊：患者胃脘部可触及核桃大小结块，质地坚硬，按之疼痛，升结肠、降结肠区按之则痛。

中医辨病辨证辨象分析：与上案例相似，本案亦属于"泄泻"范畴，泄泻的病因有外感、内伤之分，而脾虚湿胜是泄泻发生的关键因素。在外邪之中湿邪最为重要，湿为阴邪，易伤脾土，运化失常，升降失职，清浊不分，混杂而下，成为泄泻。内伤之中，脾虚最为关键，脾主运化升清，脾气虚弱，清气不升，化生内湿，清气在下，则成泄泻。其他脏腑只有影响脾之运化，才可导致泄泻。另外，脾虚失运，可造成湿胜，而湿胜又可影响脾的运化，故脾虚与湿胜又相互影响，互为因果。泄泻的基本病机为脾胃受损，升降失职，肠道传导失司，清浊不分，则生泄泻。本病病位在肠，但关键病变脏腑在脾胃，与肝、肾密切相关。本案患者为干部，平素工作繁重，精神紧张，情志所伤，肝气郁结，横逆克脾，脾失健运，肠道传化失常，升降失调，清浊不分，故每逢抑郁恼怒或精神紧张之时，发生腹痛泄泻；肝气郁结，横逆克脾，中气郁滞，故腹痛泄泻；泻后邪气得除，郁滞得通，故泻后痛减；肝郁气滞，肝失疏泄，故胸胁胀闷，嗳气食少；舌淡红，脉弦为肝郁脾虚之象。故中医辨病为泄泻，证属肝郁脾虚。该患者胃脘部可触及核桃大小结块，质地坚硬，主要为胃脘硬腹象。

中医诊断：泄泻（肝郁脾虚证）。

治法：疏肝理气，补气健脾。

手法处方：按照腹象疗法一般治疗程序进行治疗，着重以擘指通经消痞法化解胃脘部病灶，多配合理腹法和颤腹法疏解痛点。

患者治疗过程中腹象及病证变化：治疗5次后，患者胃脘部结块消失，患者大便减少，平均每日1～2次。治疗7次后，患者腹部痛点消失，大便渐渐成形，精神较前好转，走路较前轻松。治疗20次后，患者腹部超声未发现脂肪肝，行胃镜检查，胃壁上溃疡较前减少。

案例4

金某，男，61岁，工人。初诊日期：2000年7月3日。

主诉：大便次数增多伴颜面四肢浮肿1月余。

患者于1个月前受凉后出现大便次数增多，最多一天达10次，大便颜色发黑，稀薄，时夹杂羊粪球状便块，黎明前时有腹痛，伴肠鸣音，后患者出现颜面四肢浮肿，腹部冷痛，喜温喜按，形寒肢冷，腰膝酸软，舌淡苔白，脉沉细。于当地医院就诊，诊断为结肠炎，予当地医院院内制剂肠安康治疗，服药20余天未见明显好转。既往有轻度脑萎缩5年。

腹诊：腹部胀满，全腹僵硬，韧性强度高，全腹按之痛，全腹寒凉。任脉循行路线自鸠尾穴至气海穴像一根硬皮条，肚脐两侧多结节。

中医辨病辨证辨象分析：本病属于"泄泻"范畴，泄泻是指排便次数增多，粪质稀薄，甚至泻出如水样为特征的病证。古代医家将大便溏薄，时作时止，病势缓者称为"泄"；大便清稀，如水直下，病势急者称为"泻"。现在临床一般统称为泄泻。本案患者肾阳亏虚，不能温煦脾土，故在黎明之前，阳气未振，阴寒较盛之时，时有腹痛；脾失传输，肾失开阖，阳气不振，不能气化水液，故颜面四肢水肿；脾肾阳气虚衰，不能腐熟水谷，则粪质稀薄且时有羊粪球状便块；肾阳虚衰，不能温养形体，故腹部冷痛，喜温喜按，形寒肢冷；腰为肾之府，肾虚则腰失所养，则腰膝酸软；舌淡苔白，脉沉细，为脾肾阳虚之象。故中医诊断为泄泻，证属脾肾阳虚。患者全腹胀满，且任脉循行线上硬如皮条，故此患者腹象为混合型腹象，即全腹实满＋寒性腹象＋腹区任脉结滞腹象。

中医诊断：泄泻（脾肾阳虚证）。

治法：健脾温肾，激发元阳。

手法处方：患者全腹按之痛，虽痛但喜温喜按，先以理腹法和颤腹法调畅气机，待腹内胀气稍减，按照腹象疗法一般治疗程序进行治疗，四指玄摩走经法需反复施术于任脉线，改善任脉循行线上硬皮条样病灶，增加抓腹法、颤腹法、温补命门法、双手颤八髎法的治疗时间。

患者治疗过程中腹象及病证变化：治疗2次后，患者出现频繁矢气，全腹胀满症状消失。治疗5次后，患者手脚渐温，腹部冷痛，腰膝酸软症状改善。患者治疗10次后，大便减少至每日1～2次，全腹渐柔软平和。连续治疗14次后，患者颜面四肢浮肿消失。

第三节　胃　痛

戴某，女，57岁。初诊日期：2011年8月14日。

主诉：胃痛反复发作30余年，加重1个月。

患者30余年来，时有胃痛发作，平均1～2个月发作一次，发作时疼痛难忍，甚至昏厥，嗳气，反酸，矢气多。患者排便次数增多有10余年，隔日发作一次，发作时大便4～5次/日，甚至7～8次/日，便质稀或不稀，不成形。近1个月来，患者胃痛加重，每日发作，严重时影响工作，头晕，神疲懒言，肢倦乏力，面色萎黄，潮热、汗出，心烦，睡眠差，入睡难，易醒，醒后不易再次入睡。于当地医院行胃镜检查，诊断为无力型胃（胃下垂）、慢性胃窦炎。曾服香砂养胃颗粒、得舒特、四神丸，无明显效果。既往有双膝骨关节炎，腰椎、颈椎有不同程度的骨关节退行性改变。舌质淡，舌体胖有齿痕，苔白，脉细弱。

腹诊：患者剑突下鸠尾穴区有明显增厚组织层，按之如绷紧的棉布，无压痛，上腹任脉线自下脘穴至神阙穴有一条约2寸长的条索。上腹左侧胃经循行线上有一长约3寸的硬块，按之疼痛。在脐周部左侧，有一半月形硬块，为腹部最痛处，患者平时不敢按压。右下腹腹直肌外缘有一核桃大小的椭圆形硬块。

中医辨病辨证辨象分析：患者胃痛反复发作伴有嗳气、反酸等症状，属于中医学的"胃痛"范畴，多由于机体的脾胃素虚，加之内外之邪侵袭所致，主要与饮食所伤、七情失和有关。患者头晕、神疲懒言、肢倦乏力、面色萎黄，结合舌脉象，为脾胃虚弱之象，故中医诊断为胃痛，证属脾胃虚弱。该患者腹象以实性阻滞偏多，且分散不易化解，为心下痞腹象+脐周包块+腹区胃经阻滞。

中医诊断：胃痛（脾胃虚弱证）。

治法：补脾益胃，升阳举陷。

手法处方：此患者脾胃虚弱，尤其胃系阳明之腑降浊功能失调，而出现反酸、嗳气。所以在治疗过程中，手法施术时切不可抬离腹壁，要将气往下导，主要以四指玄摩走经法导气下行，同时配合颤腹法、抓腹法、温补命门法以温补手法调和脾胃，温补命门之火。

患者治疗过程中腹象及病证变化：首次治疗后患者剑突下增厚组织变薄，任脉线上条索变小，胃痛消失，大便已正常，日行1～2次。继续按腹象疗法一般治疗程序进行治疗，增加五指抓腹摇颤法及温补命门法施术时间。经过2次治疗后，患者矢气减少，可以进食牛奶，头晕、乏力、潮热汗出、心烦等症状减轻。第3次治疗手法处方予以调整，在施术中，增加四指玄摩走经法在左侧经脉线治疗时间，并加以托肋颤腹法和梳理法，促进病气外排。经过4次治疗后，患者上腹左侧硬块变软，按之疼痛减轻。继续按腹象疗法一般治疗程序进行治疗。经过7次治疗后，患者睡眠质量提高，夜间不易醒或醒后可以很快入睡，且矢气恢复正常，腹部硬块变小，剑突下组织恢复正常，上腹任脉线条索减小。连续治疗14次后，患者腹部变柔软，平和度好，病灶组织除胃区已经缩小的条索外，其他地方几乎无触及。患者诉自治疗之日起，大便一直保持正常，日行1～2次，潮热次数由3～5次/日减少至1周3次。随访半年，症状未见复发。

第四节 痞 满

案例 1

陈某，女，43 岁，编审。初诊日期：1999 年 8 月 5 日。

主诉：上腹胀满、隐痛伴无食欲近 1 年。

患者自述于 1998 年 10 月份出现腹胀、腹痛症状，腹内嘈杂，不欲饮食，口干咽燥，症状逐渐加重，五心烦热，影响生活。遂于当地医院就诊，诊断为慢性浅表性胃炎、胃黏膜轻度萎缩。胃镜检查见胃黏膜有多发溃疡。于当地医院住院治疗，症状略有好转出院。患者既往失眠 10 余年，未系统治疗。患者形体消瘦，便秘 5～6 年，大便干结，易上火，口咽干燥，舌红少津，脉细数，曾口服中药治疗，效果不明显。

腹诊：患者腹部皮肤干燥，不耐重按，剑突下膨满，顶手，任脉线犹如绷紧的绳，上腹部结节多集中在任脉循行线，犹如绳子打的结，两侧升结肠、降结肠区皆有长条索。

中医辨病辨证辨象分析：患者上腹胀满、隐痛，无食欲，属于中医"痞满"范畴。中医认为，该病的病因病机多由于机体的脾胃素虚，加之内外之邪乘袭所致，主要与饮食所伤、七情失和等有关。《景岳全书》云"痞者，痞塞不开之谓，盖满则近胀，而痞则不必胀也"，并将痞满分为虚实两端："凡有邪有滞而痞者，实痞也；无物无滞而痞者，虚痞也。有胀有痛而满者，实满也；无胀无痛而满者，虚满也。实痞、实满者，可消可散；虚痞、虚满者，非大加温补不可。"本病初起多实，病在气分，久病以虚为主或虚实相兼，寒热错杂，病在血分。病位在胃，与肝脾关系密切，其病机总为"不通则痛"或"不荣则痛"。本案患者胃热不清，耗伤胃阴，以致胃失濡养，气失和降，故见脘腹痞满，不欲饮食；津液不能上承，故见口咽干燥，大便干结；舌红，脉细数为津液耗伤，虚中有热之象。故中医辨病为痞满，证属胃阴不足。该患者腹部皮肤干燥，且心下膨满顶手，又有任脉循行线上的结聚，故腹象为燥性腹象+心下满腹象+腹区任脉结滞腹象。

中医诊断：痞满（胃阴不足证）。

治法：调和升降，养阴益胃。

手法处方：患者形体消瘦，且不耐重按，故先以理腹法和揉腹法施术于患者腹部，将腹内气机调畅，后续在按照腹象疗法一般治疗程序进行治疗过程中，以四指玄摩走经法沿任脉线治疗，待任脉线紧绷状态缓解后，再以擘指通经消痞法及剑指化癥破气法对结节进行化解，三指玄颤深耕法对升降结肠处的条索进行化解，后续着重以五指抓腹摇颤法促邪外出。

患者治疗过程中腹象及病证变化：间断治疗7次后，患者症状明显好转，腹胀、腹痛症状消失。患者间断治疗10次后，每天可规律大便，排便顺畅，饮食、睡眠状况得到了基本改善。1999年10月再次体检，胃镜检查溃疡面基本消失。

案例2

郭某，女，54岁，干部。初诊日期：2011年5月6日。

主诉：胃脘部坠胀伴排便困难3年。

患者于3年前出现胃部坠胀，无食欲，口干黏腻而臭，口渴喜冷饮，伴有排便困难，痛苦难耐，大便溏薄，有时5～6天不排大便，毫无便意，各种通便药物常年不间断服用，患者自述对大多药物已产生耐药性。患者既往有浅表性胃炎8年、颈椎病10余年，时有头身沉重，脖颈僵直，未予系统治疗。患者睡眠差，舌质红赤，苔白黄而腻，脉濡数。

腹诊：患者全腹部视之似皮球，按之顶手，腹部组织僵硬，痛点遍布全腹，腹部皮肤潮湿，扪之似有水出，按之好似多层布条重叠感，行之如有阻力。

中医辨病辨证辨象分析：与上案相似，本案患者亦属"痞满"范畴，本案患者湿热壅滞胃腑，阻滞气机，胃气郁遏，致胃脘痞满，坠胀不舒；湿性黏滞，滞于胃腑，阻滞气机，湿滞难化，出现口黏腻，纳差；湿性重着，困脾则不能濡养四肢肌肉，而见头身沉重，脖颈僵直，肢软乏力；湿邪下注大肠，则大便溏薄或排便不爽；化热则口干而臭，口渴喜冷；胃不和则卧不安，故见失眠；舌苔、脉象均为湿热之象。故中医辨病为痞满，证属湿热滞胃。触及患者腹部皮肤，可感皮肤潮湿，扪之似有水出，皮下组织黏滞，有阻力感，该患者主要为湿性腹象。

中医诊断：痞满（湿热滞胃证）。

治法：清热化湿，和胃健脾。

手法处方：患者腹部似皮球，且腹壁组织僵硬，按之顶手，阻力大，平和度差，故可先以滚腹法、拿腹法、抓腹法使患者整个腹部略松解，然后用颤腹法振奋阳气以化水湿，后续在按照腹象疗法一般治疗程序进行治疗过程中，可增加缠法，同时增加颤腹法的使用时间，以减少患者痛感，促进化解的邪气排出。

患者治疗过程中腹象及病证变化：治疗5次后，患者排气增多，每日都有便意，且能自主排便。治疗7次后，患者胃脘部坠胀感消失，大小腹部逐渐柔软平和，脖颈部僵直明显改善，睡眠质量转好。治疗10次后，患者在1日内排便2次，自觉精力旺盛，浑身轻松。

案例3

周某，男，53岁，干部。初诊日期：2006年4月6日。

主诉：频繁发作性腹部胀满不舒伴嗳气2年。

患者于2年前出现腹部胀满频繁发作，伴嗳气，时有长叹息，两腿沉重，全身疲倦，每日下午症状加重，着急或生气后亦有加重，患者精神差，睡眠差，面部色斑多，额头可见鸭蛋大黑灰色斑，于北京多家医院就诊，针灸、中药治疗多次未见明显改善。既往高血压病10余年，平素予以拜新同、氨氯地平联合降压，血压控制不理想。中度脂肪肝6年，规律服用立普妥降脂治疗。舌红，苔薄白，脉弦。

腹诊：患者腹部触摸似板状，大小腹均紧张，按压有较强阻力，有失平和，僵硬，两胁下组织增厚有长结节，中腹有多处压痛点。

中医辨病辨证辨象分析：痞满是由外邪内陷、饮食不化、情志失调、脾胃虚弱等导致中焦气机不利，或虚气留滞、升降失常而成的胸腹间痞闷满胀不舒的一种自觉症状，一般触之无形，按之柔软，压之无痛。《伤寒论》对本病证的理法方药论述颇详，如"但满而不痛者，此为痞"，提出痞的基本概念，并指出该病病机是正虚邪陷，升降失调。而表邪入里、食滞中阻、七情失和、脾胃虚弱皆可导致痞满，七情失和中尤以肝郁气滞、横逆犯脾、肝脾不和、气机郁滞而成之痞满为多。本案患者腹部胀满，因情绪因素而加重，喜叹息，故中医辨病为痞满，证属肝郁气滞。患者腹部触摸似硬板状，僵硬，且两胁下有长结节，为混合型腹象，即全腹实硬＋胁肋满腹象。

中医诊断：痞满（肝郁气滞证）。

治法：理气消痞，疏肝解郁。

手法处方：患者腹部僵硬似板状，先以五指抓腹摇颤法使患者腹部先松下来，再按照腹象疗法一般治疗程序进行治疗，以滚腹法施术于两胁下，待患者耐受后，可用三指玄颤深耕法对两侧长结节进行消除，最后增加颤腹法、拿腹法、理腹法施术时间，以促使化解的病气排出体外。

患者治疗过程中腹象及病证变化：治疗7天后，患者腹胀明显改善，腹痛基本消失，嗳气减少。治疗12天后，患者血压稳定，改为一种降压药维持治疗，血压基本正常，疲倦感消失，浑身轻松。治疗3周后，患者腹部平和柔软，按压无痛处，额部色斑颜色较前变浅。治疗2个月后，患者精力旺盛，无疲倦感，额部色斑基本消失。

第五节　吐　酸

张某，男，28岁。初诊日期：2000年2月25日。

主诉：反复发作性反酸、呕吐、胃灼热3年。

患者于3年前出现反复发作性反酸、胃灼热、呕吐，于当地医院检查，诊断为胃食管反流病、慢性萎缩性胃炎、慢性胆囊炎。住院治疗20余天，症状好转出院，出院后规律服药治疗，症状反复发作，与所吃食物及情绪有关，饮食辛辣或情绪暴躁时症状加重。曾于当地中医院就诊，并服用中药调理，症状略改善，停药后症状反复。既往体健。舌偏红，苔薄白，脉沉细小弦。

腹诊：患者消瘦，腹壁薄，两侧阳明经循行线上均存在长条索（粗），毫无平和度而言，胃脘部至水分穴存在僵硬条索（细）。

中医辨病辨证辨象分析：胃食管反流病在中医中没有固定的名称，胃食管反流病的主要症状为反酸，因此在中医中叫作吐酸，根据反酸、胃灼热症状，并结合其他临床表现、舌象、脉象等，可分为肝胃郁热型、胆热犯胃型、中虚气逆型、脾虚湿热型。病因病机复杂，变化多端，在病程的不同发展阶段有不同的临床表现，胃失和降、胃气上逆贯穿疾病发展的始终。其病位在食管和胃，且与肝、胆、脾等脏腑功能失调密切相关，病性有虚实之分，气逆、食滞、火郁、痰凝、湿阻、血瘀为实，而虚主要则之于脾。该案患者同时还患有慢性萎缩性胃炎和慢性胆囊炎，胆胃同居中焦，在生理上相互协调，在病理上相互影响。《医学见能》云："胆主升清降浊，疏利中土。"指出胆气宜升，协助中焦化物升清，而胆液宜降。《素问·至真要大论》有"少阳之胜，热客于胃……呕酸善饥"之言，指出呕酸与足少阳胆经郁热有关。胆为清净之腑，又为阳腑。根据同气相求理论，胆易受热邪侵扰，致胆失清降，胆热夹持胃气上逆而发为本病。故中医诊断为吐酸，证属胆热犯胃。该患者两侧足阳明胃经存在长条索，且任脉循行线上自中脘穴到水分穴僵硬，为混合型腹象，即腹区任脉结滞腹象+腹区胃经阻滞腹象。

中医诊断：吐酸（胆热犯胃证）。

手法处方：本案患者消瘦，手法应从轻到重，按照腹象疗法一般治疗程序进行治疗，一侧用擘指通经消痞法，另一侧则用剑指化癥破气法，同时进行治疗两侧阳明经循行线上存在的长条索，四指玄摩走经法治疗胃脘部至水分穴存在的僵硬条索。

患者治疗过程中腹象及病证变化：治疗3次后，患者出现肠鸣音增多，嗳气增多，排便量多，同时患者两侧阳明经循行线上存在的长条索明显变小。治疗7次后，患者鼻喉发干，渴欲饮水，夜间入睡较前快，腹部胃脘部至水分穴存在的僵硬条索消失，两侧阳明经循行线上的条索一侧已经消失，另一侧也若隐若现。连续治疗14次后，患者腹部条索基本消失，患者腹部平和度好，腹部柔软温热，全身精力充沛。

第六节　积　滞

案例1

葛某，男，11岁。初诊日期：2004年2月13日。

主诉：发热伴呃逆、不思饮食18天。

患者家属诉患者于半个月前出现发热，体温为37.6～38℃，伴有口中异味大，不欲饮食，呃逆，脘腹胀满，疼痛拒按，于当地医院检查，各项指标未见异常。患者眼周青灰，口周青紫，嗳腐恶心，呕吐酸馊乳食，烦躁哭闹，夜卧不安，低热，肚腹热甚，大便秽臭，舌红，苔腻。既往体健，患者平素喜食寒凉。

腹诊：按其大小腹皆疼痛难耐，胃脘部有硬块阻滞，按之疼痛，虽腹部皮肤发热，但有寒气自内向外渗出。

中医辨病辨证辨象分析：根据患儿症状，"不欲饮食，呃逆，脘腹胀满，疼痛拒按"当为中医"积滞"范畴。《诸病源候论》中所言"宿食不消候""食伤饱候"是本病的最早记载。其后《活幼心书》和《婴童百问》又分别提出了"积证"和"积滞"的病名。《保婴撮要》言："小儿食积者，因脾胃虚寒，乳食不化，久而成积。"明确指出了小儿食积的发生原因。本案患者宿食内积，气机郁滞，故脘腹胀满，疼痛拒按；胃肠不适，则夜卧不安，烦躁哭闹；中焦积滞，胃失和降，气逆于上，则呃逆，不欲饮食，甚则嗳腐恶心，呕吐酸馊乳食；腐秽壅积，脾失运化，则大便秽臭；饮食寒凉，寒湿困脾，中焦郁积化热，则有低热；舌红苔腻为食积实证之象。此患者胃脘部有硬块阻滞，按之疼痛，腹内寒气渗出袭手为食寒滞腹象。

中医诊断：积滞（寒食内积证）。

治法：消食化积，通腹导滞。

手法处方：患儿寒积于内，阳气搏结于外，故虽腹部皮肤发热但触之却寒气外渗。此类患者治疗时切不可以直接以指法施术于胃脘部，手法主要以疏理气机、导滞为主，按照腹象疗法一般治疗程序进行治疗，把擘指和剑指分别置于腹部两侧阳明经，一侧用擘指通经消痞法，另一侧用剑指化癥破气法，两侧同时进行治疗，待患者排出食滞，再增加胃脘部的施术力度。

患者治疗过程中腹象及病证变化：治疗2次后，患者1日内排便3次，为臭秽宿便。治疗3次后，患者体温降至正常，面色红润。

病例2

王某，女，25岁。初诊日期：2006年7月12日。

主诉：持续低热伴头痛眼胀，不思饮食20余天。

患者自述于20多天前因吃辣椒过多，次日出现低热，持续不下，测体温37.5℃左右，伴有头痛，眼胀，不欲饮食，心烦易怒，睡眠不宁，于某医院进行系统检查，均未发现明显异常，病因不能明确，建议抽脑脊液化验，家属考虑可能遗留后遗症，表示先予中医疗法保守治疗，遂前来我处就诊。患者口中气秽，舌质红，苔黄腻，脉象滑数。

腹诊：胃脘部按压可明显感觉实性阻滞，按之则痛，腹部皮温高，久按烫手。

中医辨病辨证辨象分析：本案患者属于食积内停所致的发热。《证治汇补》云："伤食发热，必气口紧盛，或沉伏。头疼呕恶，噫气吞酸，胸口饱闷，或胀或痛，手不可按，蒸蒸然热。"《金匮翼》云："食积者，当暮发热，恶闻食臭，时时嗳腐，其脉滑或实，《活人》所谓伤食令人头痛脉数发热，但左手人迎脉平和，身不疼是也。"本案患者因过食辛辣，而致脾胃升降之枢受阻，气机郁滞，郁而化火，辛辣之品本易化火，胃火上炎，而致头痛、眼胀；积热内扰心肝，则见心烦易怒，睡眠不宁；胃火夹浊气上行，则口中气秽；舌脉均为食滞化火之象。故中医辨病为积滞，证属食滞化火。此患者腹象除有食滞感觉外，尚有发热烫手感，为食火滞腹象。

中医诊断：积滞（食滞化火证）。

治法：消积化滞，引火下行。

手法处方：患者为食积胃脘，此类患者治疗时切不可以直接以指法施术于胃脘部，需用轻柔手法，如用揉腹法、理腹法先行疏理气机，再按照腹象疗法一般治疗程序进行治疗，治疗到胃脘部时力度要轻柔，直到患者排出食滞，方可增加此处施术力度。

患者治疗过程中腹象及病证变化：治疗4次后，患者晚上排便3次，均为正常大便，排气增多，患者体温降至36.5℃，且有饥饿感。治疗7次后，患者头痛眼胀消失，诸症悉除。

第七节 胆 胀

张某，女，64岁，工人。初诊日期：1998年8月7日。

主诉：反复发作性右上腹疼痛3年余。

患者于3年前无明显诱因出现右上腹疼痛，有时右胁肋隐痛，可伴有腹胀、嗳气等症状，近期厌油腻，疼痛时自服止痛片无缓解，于当地医院就诊，查腹部彩超示胆囊炎、胆囊结石。患者畏寒，每到冬天右上腹疼痛加重，每年至少2次因胆囊炎发作而住院进行治疗，3年来未得到根本治愈，曾尝试过中药治疗、针灸治疗等未见明显效果。患者近期无食欲，身体肥胖，时有体倦乏力，腹部胀满，大便溏薄，善太息，舌淡胖，苔薄白，脉弦细。

腹诊：患者腹壁松软无弹性，胁肋下组织有失平和，按压痛，胃脘部可触及馒头大实硬痞块，重按疼痛向周边放射。

中医辨病辨证辨象分析：本病相当于中医病名中的"胆胀"，中医命名首载于《内经》，其言："胆胀者，胁下胀痛，口中苦，善太息。"本病病位在胆腑，与肝失疏泄、脾失健运、胃失和降密切相关。肝主疏泄，调畅气机，若肝失疏泄，可导致胆汁排泄不利，胆汁淤滞，肝胆气机不利，导致肝胆同病，发为胆胀。脾主运化，胃主通降，脾主升清，运化水谷，为气血生化之源，胃气以降为顺，胆汁的排泄依赖于脾之升清，胃之合降，故脾失健运，胃失和降均可致胆腑不通。患者近期无食欲，体倦乏力，大便溏薄，结合舌脉，为肝郁脾虚之象。故中医诊断为胆胀，证属肝郁脾虚。该患者腹壁松软无弹性，且胃脘部存在实硬痞块，为混合型腹象，即全腹虚软＋胃脘硬腹象。

中医诊断：胆胀（肝郁脾虚证）。

治法：疏肝健脾，柔肝利胆。

手法处方：患者胃脘部存在馒头大实硬痞块，大且硬，非一日成之，必是病气日久积聚而成。故非破、散手法不能化解。按照腹象疗法一般治疗程序进行治疗，着重以擘指通经消痞法和三指玄颤深耕法对此处痞块反复化解消磨，痞块化开后定出现腹部胀满，正是聚则成形、散而为气之理所致，痞块散开必定气胀于腹，需以理腹法、颤腹法尽快将气向下导出体外，避免出现呃逆、反酸、嗳气。

患者治疗过程中腹象及病证变化：治疗1次后，患者腹痛减轻。治疗3次后，患者排气增多，排便次数增加，大便恶臭，腹痛消失。治疗7次后，患者出现排汗增加，哈欠增多，晨起睡醒后目眵增多。治疗10次后，患者右上腹疼痛明显改善。治疗14次后，患者体重减轻，精力旺盛，疼痛消失。半年后随访，患者未复发。

第八节 便 秘

案例1

郭某，男，70岁，干部。初诊日期：2002年1月7日。

主诉：大便秘结、排出困难20余年。

患者于20年前出现大便困难，无便意，大便8～9日一行，曾于当地中医医院就诊，予中药调理，开始略有改善，后逐渐效果不明显，严重影响心情，平素控制饮食，睡眠差。既往十二指肠溃疡20余年，时有腹痛，口服奥美拉唑肠溶胶囊对症治疗；失眠10余年，每晚起夜4～5次，未系统治疗。患者面色憔悴，无光泽，时有头晕目眩，心悸气短，舌淡，苔白，脉细弱。

腹诊：患者腹部皮肤干燥，平和度差，久按腹部有烫热感，左侧结肠区有明显条索及结节。

中医辨病辨证辨象分析：便秘是指由于大肠传导失常，导致大便秘结，排便周期延长，或周期不长，但粪质干结，排出艰难，或粪质不硬，虽有便意，但便而不畅的病证。患者素体血虚津少，血虚则肠道失润，不能濡养大肠，故见大便秘结。肝藏血，脾统血，肝郁脾虚，肝脾失调而致血虚不能上荣，则面色憔悴，无光泽，头晕目眩。心主神明，血虚心神失养，故心悸气短。舌淡苔白，脉细弱，均为血虚之象。故患者辨病为便秘，虚秘，血虚证。此患者腹部皮肤干燥，且有久按烫手，为燥火滞腹象。

中医诊断：便秘（血虚证）。

治法：疏肝健脾，通腹导滞。

手法处方：患者腹部平和度差，且腹部皮肤干燥，可先以揉腹法和颤腹法调畅气机，待患者腹部略平和后按照腹象疗法一般治疗程序进行治疗即可。

患者治疗过程中腹象及病证变化：治疗3次后，患者出现肠鸣音增多，排气增多，自觉有便意，且能自行排便。治疗10次后，患者起夜次数明显减少，睡眠质量改善，大便排出通畅，偶见1天排便2次，食欲较前好，饱餐后无明显腹痛。后间断治疗，隔天治疗1次，2个月后，患者大便基本正常，睡眠好，面色渐荣润。

案例2

王某，男，56岁，干部。初诊日期：2011年5月2日。

主诉：大便困难10年余。

现病史：患者于10年前开始逐渐出现大便困难，几日一行，于北京多家医院就诊，予便通片及中药治疗，未见明显效果，患者痛苦难耐，时有腹痛拘急，胀满，呃逆，遂每日予甘油灌肠剂灌肠，连续灌肠10年之久。舌苔白腻，脉弦紧。患者既往腹痛、腹胀7～8年，手脚冰凉多年。

腹诊：全腹部寒凉，鸠尾穴及右胁肋下部组织张力有所增高，按压阻力大，稍用力则疼痛拒按，胃脘部实硬。

中医辨病辨证辨象分析：《内经》中已认识到便秘与脾胃受寒、肠中有热等有关，如《素问·厥论》云："太阴之厥，则腹满䐜胀，后不利。"阴寒积滞，恣食生冷，凝滞胃肠；或外感寒邪，积聚肠胃；或过服寒凉，阴寒内结，均可导致阴寒内盛，凝滞胃肠，失于传导，糟粕不行而成冷秘。如《金匮翼》云："冷闭者，寒冷之气横于肠胃，凝阴固结，阳气不行，津液不通。"本案患者时有腹痛拘急，胀满，呃逆，手脚冰凉，结合舌脉，为阴寒积滞之证。故辨病为便秘，实秘，证属阴寒积滞。此案患者全腹寒凉，且胃脘部实硬，鸠尾穴区组织张力增高，为混合型腹象，即寒性腹象＋心下痞腹象＋胃脘硬腹象。

中医诊断：便秘（阴寒积滞证）。

治法：温通中焦，化积导滞。

手法处方：患者全腹寒凉，寒则凝滞，故治疗时可先以五指抓腹摇颤法和揉腹法暖其腹，待患者耐受后，以滚腹法施术于右胁肋下，再按照腹象疗法一般治疗程序进行治疗，增加擘指通经消痞法对鸠尾穴区的治疗时间，增加三指玄颤深耕法对胃脘部石硬组织的治疗时间。

患者治疗过程中腹象及病证变化：治疗5次后，嘱患者停用甘油灌肠，患者可自行排便。治疗15次后，患者大便正常，腹痛、腹胀症状消失，手脚冰凉症状消失。

案例3

武某，男，50岁，干部。初诊日期：2004年6月10日。

主诉：大便秘结、便出不爽、肛门重坠20余年。

现病史：患者于1983年去某地开会，因乘坐火车无座位，站立近24小时且滴水未进，加之心情急迫，出现咽喉肿痛，大便秘结，里急后重，大便如羊屎状，偶有耳鸣，两颧红赤，易烦躁，潮热盗汗，腰膝酸软。去当地医院就诊，予牛黄解毒片口服，一日3次，症状可缓解。患者20余年从未间断服用牛黄解毒片，患者平素喜饮冰水，喝水多加冰块，睡眠欠安，睡觉只能平卧或左卧位，右卧位时腰痛难以入睡。舌红，少苔，脉细数。

腹诊：按患者腹部，鸠尾穴区可触及小芒果状硬结块，全腹干燥，关元穴附近有散在硬结节。

中医辨病辨证辨象分析：明代著名医家张介宾在《景岳全书》中对便秘进行专篇论述，认为便秘以"阴结""阳结"分型为主。老年患者元阳不温或阴亏血燥均可出现便秘。我认为老年性便秘以阴虚为主，正如《景岳全书》所言"下焦阴虚，则精血枯燥，精血枯燥，则津液不到而肠脏干槁，此阴虚而阴结也"。中老年便秘患者病久体虚或长期依赖泻药、灌肠辅助排便，加重气津耗伤，不耐苦寒峻下。苦寒峻下之品，虽在处方中可解当务之急，然苦寒太过易伤阴耗气，老年患者素体亏虚，久用苦寒必犯虚虚之戒。本案患者平素熬夜过多，又长期服用牛黄解毒片，苦寒伤阴耗气，故见大便如羊屎状，形体消瘦，偶有耳鸣，两颧红赤，易烦躁，潮热盗汗，腰膝酸软，虚火上炎，而致咽喉肿痛，渴喜饮冰水，结合舌脉，患者为阴虚之证。故中医辨病为便秘，证属阴虚。该患者全腹干燥，鸠尾穴区有硬块，少腹有硬结，主要为混合型腹象，即燥性腹象+心下硬腹象+少腹硬结腹象。

中医诊断：便秘（阴虚证）。

治法：调理三焦，化滞通便。

手法处方：患者鸠尾穴区有小芒果状结块，阻碍气机升降，三焦通调水道。按照腹象疗法一般治疗程序进行治疗，增加擘指通经消痞法对鸠尾穴区的治疗时间，后续多用理腹法和颤腹法疏通三焦，促进病气外排。

患者治疗过程中腹象及病证变化：治疗3次后，患者虚火得降，咽喉肿痛症状消失，停药后可自行排便。治疗7次后，患者腰痛好转，睡觉可随意更换睡姿，从腹而治，解决腰痛问题，除了与经络理论有关外可能还与筋膜理论有关。连续治疗20次后，患者自觉精神状态好，气足神旺。

第九节 厌 食

杨某，男，12岁，学生。初诊日期：1995年6月25日。

主诉：不欲饮食，食之无味1年。

现病史：患者家属诉患者1年前出现挑食，逐渐开始厌食，平时毫无食欲，曾于当地诊所开中药调理，未见明显改善，患者面黄肌瘦，面色少华，身材弱小，肢倦乏力，大便偏稀夹不消化食物，近2年身高无增长，身高明显偏低于同龄人。患者郁郁寡欢，表情淡漠，不善言谈，舌质淡，苔薄白，脉缓无力。

腹诊：患者全腹寒凉，胃中脘处可按及硬柿子样硬块，两侧天枢穴附近有散在结节。

中医辨病辨证辨象分析：厌食是以较长时期厌恶进食、食量减少为特征的一种小儿常见病证，属于中医古代文献所载"疳积"范畴。厌食病因有先天因素及后天因素。病变脏腑主要在脾胃。病机关键为脾胃失健，纳化失和。小儿生机蓬勃，发育迅速，但脏腑娇嫩，脾常不足，若先天禀赋不足或后天调护失宜，都可影响脾胃的正常纳化功能，致脾胃不和，纳化失健，而成厌食。本案患儿从挑食到毫无食欲，已经影响生长发育，不思进食，食而不化，面色少华，形体瘦小，结合舌脉，属脾胃气虚之证。故中医辨病为疳积，证属脾胃气虚。患者全腹寒凉，且胃中脘和天枢穴均有硬性结节，为混合型腹象，即寒性腹象+胃脘硬腹象+脐周结节。

中医诊断：厌食（脾胃气虚证）。

治法：运脾开胃，健脾益气。

手法处方：脾胃属土，土壤松软才利于幼苗扎根并汲取营养。运用腹象疗法调理儿童，手法应轻柔，用意不用力。具体操作如下：先以大鱼际、小鱼际及手掌去诊察患儿腹象情况，按照腹象疗法一般治疗程序进行治疗，多用揉腹法、拿腹法和颤腹法治疗，最后以温补命门法和推督脉法提升患儿阳气。

患者治疗过程中腹象及病证变化：治疗3次后，患者食欲明显增强，食之香甜。治疗10次后，患者面色开始红润，体重开始增加。治疗1个月后，诸症悉除。1年后随访，患者未复发，身高增高4~5cm。

第十节　疳　证

胡某，男，9岁，学生。初诊日期：2010年7月12日。

主诉：不思饮食伴注意力不能集中3年。

现病史：患者于3年前出现不思饮食，无饥饿感，后出现上课注意力不集中，致使学习成绩不断下降，大便2～3日一行，时有腹痛发作，家属诉患者6岁左右似乎停止发育，身高已3年未增长，于当地医院就诊，未查明病因。患者家属携患者辗转北京、贵州等多家医院就诊，使用中西药调理，均未见明显改善。患者形体明显消瘦，肚腹如皮球，面色萎黄，毛发稀疏且细黄，精神烦躁，睡眠不安，面色晦暗，精神呆滞，舌质偏淡，苔腻，脉沉细略偏滑。

腹诊：患者腹壁皮肤干燥，鸠尾穴按之顶手，腹部有多处痛点，腹部胀满，肚子好似皮球。

中医辨病辨证辨象分析：本病属于中医的"疳证"范畴，中医认为疳证是由于喂养不当或受多种疾病的影响，使脾胃受损、气液耗伤而引起的一种慢性疾病。临床表现以形体消瘦、饮食异常、面黄发枯、精神萎靡或烦躁不安为特征，病久容易合并其他疾病甚至危及生命，因而古代医家把小儿疳证列为儿科四大要证（痧、痘、惊、疳）之一。疳证由于脾胃受损程度不同，病程长短有别，而病情轻重差异悬殊。目前临床按病程和证候特点一般将疳证分为疳气、疳积和干疳。本病初起，仅表现为脾胃失和，运化失常，或胃气未损，脾气已伤，胃强脾弱，肌肤失荣不著，为病情轻浅、正虚不甚之疳气阶段；继之脾胃受损，运化失常，积滞内停，壅塞气机，阻滞络脉，则呈现虚中夹实的疳积证候；若失于调治或病情进一步发展，脾胃日渐衰败，津液消亡，气血耗伤，则导致干疳。本案患儿因脾胃受损，运化失常，积滞内停，壅塞气机，阻滞络脉，而成疳积，故辨病为疳证，为疳积阶段。该患者腹壁干燥，腹部胀满，主要为混合型腹象，即燥性腹象+全腹实满腹象。

中医诊断：疳证（脾虚积滞证）。

治法：理脾消积。

手法处方：患儿腹部有多处痛点，且腹如皮球，先以抓腹法、颤腹法和五指抓腹摇颤法施术于腹，使患儿可以耐受，后续手法操作同前案厌食症。

患者治疗过程中腹象及病证变化：治疗1次后，患者当晚排便2次，大便恶臭，量大，为体内宿便。治疗7次后，患者大便每日一行，性格较前开朗，话语较前多，眼睛有神，肠蠕动增加，肠鸣音较前多，有食欲，患者在治疗中常有伸腰展臂动作，打哈欠，流眼泪。治疗1个月后，患者家属反馈患者食欲好，食量大增，较前爱活动，善交谈。治疗2个月后，患者身高增长2cm，注意力可集中，思维较前敏捷，学习成绩进步明显。

第十一节　眩　晕

案例1

祁某，女，61岁，饭店老板。初诊日期：2001年5月8日。

主诉：反复发作性头晕、胀痛伴耳鸣8年余。

现病史：患者自述于1993年3月生气后出现头晕、头痛、视物旋转不能站立，并伴随耳鸣、呃逆、腹胀、头项不敢转动。2000年在北京、天津多家医院检查，诊断为颈椎病，住院治疗近2个月未见明显效果。患者时有上肢不自主震颤，急躁易怒，失眠多梦，目赤，口苦，便秘，尿赤，舌红，苔黄，脉弦数。

腹诊：全腹胀满，升结肠、降结肠区均有明显结节、条索、气团，按压时多伴有疼痛。

中医辨病辨证辨象分析：此病当属中医"眩晕"范畴，眩晕是目眩与头晕的总称。目眩即眼花或眼前发黑，视物模糊；头晕即感觉自身或外界景物旋转，站立不稳。二者常同时并见，故统称为"眩晕"。其轻者闭目可止，重者如坐车船，旋转不定，不能站立，或伴有恶心、呕吐、汗出、面色苍白等症状，严重者可突然仆倒。眩晕最早见于《内经》，如《素问·至真要大论》云："诸风掉眩，皆属于肝。"指出眩晕与肝脏关系密切。《灵枢·卫气》云"上虚则眩"，《灵枢·海论》云"髓海不足"，指出眩晕的发生主要与虚有关。朱丹溪倡导痰火致眩学说，提出"无痰不作眩"及"头眩，痰夹气虚并火，治痰为主，夹补气药及降火药"。张景岳则特别强调因虚致眩，《景岳全书》云："眩运一证，虚者居其八九，而兼火兼痰者，不过十中一二耳。"本案患者因肾阴素亏不能养肝，水不涵木，肝阳上亢，肝风内动，发为眩晕。肝阳上扰清窍，故眩晕、耳鸣、头痛且胀，脉见弦象；肝阳升发太过，故易怒；阳扰心神，故失眠多梦；肝气乘脾，故呃逆、腹胀；肝阳亢极化风，则可出现肢体震颤等风动之象；火热灼津，故便秘、尿赤、舌红苔黄。故中医诊断为眩晕，证属肝阳上亢。该患者主要为全腹实满腹象。

中医诊断：眩晕（肝阳上亢证）。

治法：平肝潜阳，疏肝降火。

手法处方：患者腹部胀满，先以理腹法和颤腹法疏理气机，按照腹象疗法一般治疗程序进行治疗，一侧用擘指通经消痞法，另一侧用剑指化癥破气法，同时进行治疗两侧结节和条索、气团，然后以五指抓腹摇颤法促使病气外排。

患者治疗过程中腹象及病证变化：治疗1次后，次日患者出现两腿发沉，全身有胀感，尤以手臂手指发胀明显。5月20日腹部任脉线表皮有明显痛感。5月21日出现大便量多、便次增多。5月22日出现腹部胀气加重。5月23日头晕加重，出现矢气增多。5月24日大便2次，并持续排气多现象。连续治疗1个月，诸症悉除。

案例2

韩某，男，37岁，司机。初诊日期：2000年1月20日。

主诉：双目发胀伴眩晕2个月。

现病史：患者于2个月前因精神紧张，且遭受情志刺激出现双眼发胀，眼内似有异物，伴眩晕，目赤，无头痛，不欲饮食，睡眠差，多梦。前往当地医院就诊，诊断为维生素缺乏，予维生素复合片口服治疗，未见明显好转。既往中度脂肪肝5年，高血压病史1年，未规律服药。舌红，少苔，脉弦细而数。

腹诊：患者横膈膜下有较强阻滞感，久按手指发烫，如摸热砂，大小腹均有火滞，鸠尾穴区韧性较高，有失平和，按压有较强阻力感。

中医辨病辨证辨象分析：本案患者因忧郁、恼怒太过，肝气郁结，气郁化火伤阴，肝阴耗伤，风阳易动，上扰头目，发为眩晕；肝开窍于目，肝火偏盛，循经上炎，故见目赤、眼内有异物感；阳扰心神，故失眠多梦；舌红少苔，脉弦细数皆为肝阳上亢之象。故中医辨病为眩晕，证属肝阳上亢。该患者腹部有火滞，且鸠尾穴区韧性高，有阻力感，为混合腹象，即热性腹象+心下痞腹象。

中医诊断：眩晕（肝阳上亢证）。

治法：平肝潜阳，疏肝降火。

手法处方：先以颤腹法和理腹法疏解患者阻滞，按照腹象疗法一般治疗程序进行治疗，增加擘指通经消痞法和剑指化癥破气法在心下鸠尾穴区的施术时间，同时在双侧胁肋下运用滚腹法使其腹壁放松，此类腹象在治疗过程中容易出现胀气、呃逆现象，因腹内阻滞消除后会产生大量病气，病气排出不及时所致。遇到此类情况，应快速反复使用理腹法和颤腹法，促进病气外排。

患者治疗过程中腹象及病证变化：治疗3次后，患者精神紧张症状消失，出现日排大便4次，随即感觉双眼舒服，轻松，腹部烫手感消失。治疗10次后，患者头晕、眼胀、眼睛不适感消失，腹壁恢复平和，横膈膜下阻滞感消失。

案例3

卜某，男，48岁，干部。初诊日期：2008年8月21日。

主诉：阵发性眩晕伴入睡困难3年。

现病史：患者于3年前因工作紧张出现眩晕，偶有视物模糊，神疲懒言，气短声虚，劳累后加重，同时出现入睡困难，心悸，食欲欠佳，食后腹胀，大便溏薄，腰酸，畏寒肢冷，双下肢发沉，乏力。既往结肠炎10余年，大便不成形。高血压病3年，平时血压多为140/110mmHg，未服药治疗。患者面色萎黄，唇甲淡白，舌质淡，舌胖嫩，边有齿痕，苔厚腻，脉虚细。

腹诊：患者鸠尾穴区腹壁紧张且皮肤发热，全腹散在多处疼痛点，轻按即痛，下腹略寒凉，升结肠、降结肠区腹壁组织有长条索似坚韧皮条。

中医辨病辨证辨象分析：眩晕病位在清窍，与肝、脾、肾三脏密切相关。眩晕的病性为本虚标实，气血不足、肝肾阴虚为病之本，风、火、痰为病之标。眩晕的发病过程中，各种病因病机可以相互影响，相互转化。或阴损及阳，阴阳两虚；或肝风痰火上蒙清窍，阻滞经络，形成中风；或突发气机逆乱，清窍暂闭或失养而引起晕厥。本案患者气血不足，脑失所养，故头晕目眩；气血不足，故神疲懒言，面白少华或萎黄；脾肺气虚，故气短声低；营血不足，心神失养，故心悸失眠；气虚脾失健运，故纳减体倦；舌质淡胖嫩，边有齿印，苔少或厚，脉细或虚大，均是气虚血少之象。故患者中医诊断为眩晕，证属气血亏虚。患者鸠尾穴区腹壁紧张且皮肤发热，下腹略寒凉，为混合腹象，即心下硬腹象+上热下寒腹象。

中医诊断：眩晕（气血亏虚证）。

治法：补益气血，健运脾胃。

手法处方：患者全腹散在多处疼痛点，且轻按即痛，可先以理腹法使之气机调畅，再按照腹象疗法一般治疗程序进行治疗，手法由轻到重，最后达到重按也无痛感为止，对于腹部的长条索以三指玄颤深耕法和四指玄摩走经法反复化解，使整个腹部趋于平和。

患者治疗过程中腹象及病证变化：治疗3天后，患者出现短暂性头晕加重，可能与治疗后血压下降有关，测血压110/80mmHg，仍存在入睡困难。连续治疗半个月后，患者睡眠质量渐好。连续治疗1个月后，患者血压在正常范围，高压125～110mmHg，低压80～88mmHg，入睡容易且睡眠质量好，大便渐成形，每日1～2次，自觉状态良好。

注：高血压所致头晕多见肝阳上亢证，而本案患者却属气血亏虚证，此类患者多是先天素体虚弱，脾胃功能差，且平时运动较少，年轻时多有低血压病史，随着年龄增长，代谢功能逐渐减慢所致。

第十二节 不 寐

刘某，女，63岁，教师。初诊日期：2012年7月21日。

主诉：入睡困难伴烦躁、大便秘结25年。

患者于1997年行子宫、卵巢摘除术后出现情绪低落，烦躁，逐渐出现入睡困难，心悸多梦，伴头晕耳鸣、腰膝酸软、潮热盗汗、咽干少津、大便秘结、腹部坠胀等症状，平时常有疲倦感，双下肢乏力，喜卧床。既往反复发作性头痛20余年。舌红，少苔，脉细数。

腹诊：全腹胀满，似充满气的皮球，少腹冰凉，全腹散在结节，按之痛。

中医辨病辨证辨象分析：失眠亦称不寐，是指经常不能获得正常睡眠为特征的一种病证。临床主要表现为睡眠时间、深度的不足，其程度轻重有别，轻者入睡困难，或寐而不酣，时寐时醒，或醒后不能再寐，重则彻夜不眠。《内经》中称不寐为"不得卧""不得眠""目不瞑"，并认为该证是因邪气客于脏腑，卫气不能入阴，使阴阳不和，则夜不能寐。正如《灵枢·邪客》中所言"夫邪气之客人也，或令人目不瞑"，是因为"今厥气客于五脏六腑，则卫气独卫其外，行于阳不得入于阴"。后世医家延伸了它的含义，将脾胃不和、痰湿、食滞内扰以致寐寝不安均属于此类。《难经》中首次提出不寐这一病名，并将老年人不寐的病机归纳为血气衰少。本案患者术后血虚，心血不足，又常年情绪低落，烦躁，五志过极，心火内炽，不能下交于肾，而至心肾失交，水火不济，火性炎上，虚热扰神，故心烦不寐，心悸不安；肾精亏耗，髓海空虚，故头晕，耳鸣；腰府失养，则腰酸膝软；肾水亏虚，肠道失润，而致大便秘结；咽干，烦热，舌红，脉细数，均为阴虚火旺之象。故中医辨病为不寐，证属心肾不交。该患者全腹胀满如气球，下腹部寒凉，为全腹实满腹象+少腹寒凉腹象。

中医诊断：不寐（心肾不交证）。

治法：调和水火，清心安神。

手法处方：患者全腹胀满且少腹冰凉，可先以颤腹法、理腹法和五指抓腹摇颤法疏理气机，温通寒腹，按照腹象疗法一般治疗程序进行治疗。

患者治疗过程中腹象及病证变化：治疗1次后，患者于治疗中出现肠鸣音亢进，声响如雷，持续时间长，治疗后排气增多。治疗4次后，患者在治疗中熟睡，醒后全身感觉发热，掌心、脚心出汗多。治疗17次后，患者自觉精力充沛，走路有劲，排便自如，疲倦感消失，头痛减轻。后间断治疗，隔日一次，间断治疗2个月后，电话随访，患者症状未复发。

第十三节 郁 证

案例1

薛某，男，53岁。初诊日期：1999年3月24日。

主诉：反复发作性胸闷憋气、嗳气2月余。

患者于2个月前因参加追悼会，情绪激动，自觉胸闷憋气，嗳气，无恶心呕吐，症状反复发作，于当地医院检查，各项检查结果未见明显异常，诊断为神经症，膈肌痉挛。予甲氧氯普胺对症治疗，症状略缓解，数日后再次加重。于当地中医院予以针刺治疗，效果不明显。患者出现精神抑郁，脸色青紫，情绪不宁，胸部满闷，胁肋胀痛，痛无定处，脘闷嗳气，不思饮食，大便不调，舌质淡红，苔薄腻，脉弦。

腹诊：鸠尾穴下至中脘穴之间可触及馒头大小气团，脐周散在结节。

中医辨病辨证辨象分析：本案患者病因由精神因素所引起，以气机郁滞为基本病变，属于中医"郁病"范畴。郁病是由于情志不舒、气机郁滞所致，以心情抑郁、情绪不宁、胸部满闷、胁肋胀痛，或易怒易哭，或咽中如有异物梗塞等症为主要临床表现的一类病证。郁证的病因总属情志所伤，肝气郁结，心气不舒，从而引起五脏气机不和所致，但主要是肝、脾、心三脏受累以及气血失调而成。情志失调，尤以郁怒、悲忧、思虑太过最易致病。本案患者因情志所伤，肝失条达，故精神抑郁，情绪不宁；因足厥阴肝经布于胸胁，肝气郁滞，气机不畅，故见胁肋胀痛；肝气犯胃，胃失和降，故脘闷嗳气；肝气乘脾，则不思饮食，大便不调；苔薄腻，脉弦，为肝胃不和之象。其中精神抑郁、情绪不宁、胁肋胀痛、舌苔薄腻为肝气郁结之象。故中医辨病为郁证，证属肝气郁结。该患者鸠尾穴下存在气团，脐周有散在结节，为混合型腹象，心下满腹象+脐周结节。

中医诊断：郁证（肝气郁结证）。

治法：疏肝解郁，理气畅中。

手法处方：患者发病时间短，未到气聚成形时，故上腹病灶以气团形式存在，按照腹象疗法一般治疗程序进行治疗，可适当增加擘指通经消瘀法和三指玄颤深耕法对此区病灶的治疗时间。

患者治疗过程中腹象及病证变化：治疗1次后，治疗过程中患者出现频繁太息、咳嗽、排气等症状，胸部憋闷症状缓解。治疗3次后，患者面色青紫改善，自觉双下肢发热，腰背部向外冒凉气，眼睛视物较前清晰，心情倍加愉悦。连续治疗1周后，诸症悉除。

案例2

韩某，男，34岁，某大学体育教师。初诊日期：2001年2月6日。

主诉：不欲饮食，情绪低落伴自言自语3个月。

患者家属诉患者于2000年11月因感情受到强烈刺激，出现情绪不稳定，严重时完全不受自己控制，曾于11月某日下雪天赤裸上身躺在石家庄火车站广场，号啕大哭2小时左右，此后多思善疑，头晕神疲，心悸胆怯，健忘，不思饮食，食之无味，情绪低落，双眼呆滞，面色无华，时有自言自语，夜间入睡困难。既往慢性浅表性胃炎5年，时有胃痛，未予治疗；前列腺炎2年，尿频，曾服用中成药治疗，具体不详。舌质淡，苔薄白，脉细。

腹诊：触摸腹壁全腹冰凉，气海穴至中极穴可触及4～5cm长的条索。

中医辨病辨证辨象分析：情志失调是郁证的基本病因，但情志所伤是否造成郁病，除与情志刺激的强度及持续时间的长短有关外，还与机体本身的状况有着极为密切的关系。素体肝旺或体质虚弱之人，更易发病，此即《杂病源流犀烛》所言"诸郁，脏气病也，其原本由思虑过深，更兼脏气弱，故六郁之病生焉"。说明机体的"脏气弱"是郁证发病的内在因素。郁证的发生，由郁怒、思虑、悲哀、忧愁七情之所伤，导致肝失疏泄，脾失运化，心神失养，脏腑阴阳气血失调而成，但总以气机郁滞为病理基础，源于肝气郁结，久致五脏气血失调，其病位在肝，可涉及心、脾、肾。本案患者劳心思虑，而致心脾两虚，心失所养，故见心悸胆怯等症；脾胃为气血生化之源，脾失健运，故不思饮食，食之无味，饮食减少；气血来源不足，故见面色少华、头晕、神疲。其中多思善疑、心悸胆怯、神疲纳差为心脾两虚的辨证要点。故中医辨病为郁证，证属心脾两虚。此患者全腹寒凉，且任脉循行线上气海穴至中极穴存在长条索，为混合型腹象，即寒性腹象+腹区任脉结滞腹象。

中医诊断：郁证（心脾两虚证）。

治法：健脾益气，养心安神。

手法处方：本案患者虽患病时间不长，但情志刺激强烈，故下腹出现长条索，按之胀痛且向周边放射。按照腹象疗法一般治疗程序进行治疗，以四指玄摩走经法反复施术于下腹条索，同时还需以五指抓腹摇颤法振奋阳气，以温补命门法激发命门之火。

患者治疗过程中腹象及病证变化：在第1次治疗过程中，患者酣然入睡，醒后多太息、哈欠。患者每次治疗过程中均能安然入睡。治疗1周后，胃痛较前减轻，尿频症状改善。治疗1个月后，患者开始有食欲，且能品尝滋味，睡眠较前改善。治疗40天后，患者精神状态较好，未出现情绪低落、自言自语，睡眠基本正常，尿频消失。

案例3

闫某，女，7岁，小学生。初诊日期：2011年12月11日。

主诉：反复发作性情绪激动伴自残3个月。

患者家属诉患者于3个月前出现感冒，伴发烧、呕吐，此后时有情绪激动，症状逐渐频繁发作，不受控制，时常自己扯掉自己头发，行为极为可怕。有时凌晨三点左右惊醒，醒后大哭大闹，不能自控，曾于当地儿童医院做全面检查未查明原因，后于中医门诊诊断为癔症，并服中药治疗，未见明显效果。患者急躁易怒，胸闷、口苦，发作时头痛面赤，便秘溲赤，舌红，苔黄腻，脉滑数。

腹诊：患者腹部按之平和度差，腹部皮肤温度略高，久按略有烫手感，胃肠蠕动差。

中医辨病辨证辨象分析：本病相当于中医的"脏躁""奔豚气"等多种病证，多属于"郁证"范畴。《金匮要略》言："妇人脏躁，喜悲伤欲哭，像如神灵所作，数欠伸，甘麦大枣汤主之。"《诸病源候论》云："夫奔豚气者，肾之积气。起于惊恐、忧思所生。若惊恐，则伤神，心藏神也。忧思则伤志，肾藏志也。神志伤动，气积于肾，而气下上游走，如豚之奔，故曰奔豚。其气乘心，若心中踊踊如事所惊，如人所恐，五脏不定，食饮辄呕，气满胸中，狂痴不定，妄言妄见，此惊恐奔豚之状。若气满支心，心下闷乱，不欲闻人声，休作有时，乍瘥乍极，呼吸短气，手足厥逆，内烦结痛，温温欲呕。此忧思奔豚之状。"这些描述均与癔症相似。本案患者因感冒后痰热未清，郁于肺脏，故胸闷口苦；痰热上扰则急躁易怒，头痛面赤；痰火下行则便秘溲赤；结合舌脉，患者为痰热郁结证。故中医诊断为郁证，证属痰热郁结。此患者腹部平和度差，腹部皮肤温度高，主要为热性腹象。

中医诊断：郁证（痰热郁结证）。

治法：解郁降逆，健脾理气。

手法处方：此类患儿治疗时手法需轻柔舒适，可先以理腹法入手，再按照腹象疗法一般治疗程序进行治疗，治疗过程中增加颤腹法和五指抓腹摇颤法治疗时间，使郁气外排。

患者治疗过程中腹象及病证变化：治疗第1天，患者在治疗过程中开始打哈欠，不自主舒展双臂，治疗后患者排大便2次，精神较前好转。治疗6次后，患者面色荣润，6天内症状发作减少，未出现自残行为。治疗10次后，患者自述心情愉悦，未再出现情绪激动。

案例4

赵某，男，14岁，中学生。初诊日期：2009年5月1日。

主诉：注意力不能集中伴睡眠差1年。

患者于3年前出现上课注意力不能集中，致使学习成绩不断下降，且出现不思饮食、无饥饿感等症状，大便2～3日一行，时有胁肋痛发作，家属诉患者似乎停止发育，身高已3年未增长，于当地医院就诊，未查明病因。患者家属携患者辗转北京、贵州等多家医院就诊，使用中西药调理，均未见明显改善。患者精神抑郁，面色晦暗，胁肋胀痛，痛无定处，脘闷嗳气，默默不语，舌质淡红，苔薄腻，脉弦。

腹诊：全腹毫无平和度而言，胀满犹如充气皮球，弹性强，右侧结肠区有条索结节。

中医辨病辨证辨象分析：本病当属中医"郁证"范畴，郁证是由于情志不舒、气机郁滞所致，以心情抑郁、情绪不宁、胸部满闷、胁肋胀痛，或易怒喜哭，或咽中如有异物梗塞等症为主要临床表现的一类病证。在《内经》中无郁证病名，但有关于五气之郁的论述，《素问·六元正纪大论》云："木郁达之，火郁发之，土郁夺之，金郁泄之，水郁折之。"在《内经》中尚有许多关于情志致郁的论述，指出情志致郁的病变脏腑责之心肝，《灵枢·本神》云"愁忧者，气闭塞而不行"，《素问·本病论》云"人忧愁思虑即伤心""人或恚怒，气逆上而不下，即伤肝也"。《丹溪心法》提出了气、血、火、食、湿、痰六郁之说，将郁证列为一个专篇，其认为"气血冲和，百病不生，一有怫郁，诸病生焉，故人身诸病，多生于郁"。本案患者因父母管教严厉而致情志所伤，肝失条达，故精神抑郁，情绪不宁，以致注意力不能集中；厥阴肝经布于胸胁，肝气有滞，气机不畅，故见胁肋胀痛；肝气犯胃，胃失和降，故脘闷嗳气；肝气乘脾，则不思食，大便不调；苔薄腻，脉弦，为肝胃不和之象。其中精神抑郁、情绪不宁、胁肋胀痛、苔薄腻为肝气郁结之辨证特点。该患者主要为全腹实满腹象。

中医诊断：郁证（肝气郁结证）。

治法：疏肝解郁，理气畅中。

手法处方：此类患儿治疗时需先以揉腹法和颤腹法调畅气机，待患者腹部略平和后按照腹象疗法一般治疗程序进行治疗，化解右侧条索结节时需由轻到重，以患儿无疼痛不适为宜。

患者治疗过程中腹象及病证变化：治疗2次后，患者精神情绪有所好转，食欲增强，出现排病气反应，排大便2次，便质稀薄。治疗3次后，出现日排便5次，不仅无任何不适感，胁肋胀痛、脘闷嗳气消失，精神明显好转，而且愿意主动和人沟通交流。治疗4次后，患者大小腹柔软平和。治疗6次后，排气增加，睡眠质量明显好转，而且时常与父母谈心。治疗10次后，症状全无，面色变得红润有光泽，在与同学交流过程中善于言谈。治疗2个月后，患者不但体重增加了，而且身高也增长了3cm。

第十四节　狂　证

石某，女，21岁。初诊时间：2002年7月25日。

主诉：喜怒无常半年余，加重伴彻夜难眠1周。

患者于2002年春节前因感情刺激出现喜怒无常，时哭时笑，无法控制，由家人送往河北省第六人民医院住院治疗，诊断为精神分裂症。住院期间予药物镇静、针灸治疗、电疗等，患者病情未得到控制，因有抵触情绪致患者病情加重，不进食物，彻夜不眠，出现急躁易怒，骂詈号叫，不避亲疏，摔砸家中物品，面红目赤，时有头痛，舌红绛，苔多黄腻，脉弦大。

腹诊：上腹部皮肤干燥，久按可有烫热感，全腹胀满如球状，下腹部外热内寒。

中医辨病辨证辨象分析：根据患者精神症状，可归属于中医的"狂证"范畴。本病以精神错乱、哭笑无常、动而多怒、喧扰不宁、骂詈毁物、动而多怒，甚至持刀杀人为临床证候特征，青壮年罹患者多。多因恼怒郁愤不解、肝失疏泄、胆气不平、心胆失调、气机失司、心神扰乱而发病；或肝郁不解，水渎失职，痰湿内生，气郁痰结，格塞心窍而发病；或暴（恚）怒不止，引动肝胆木火，郁火上升，冲心犯脑，神明无主而发病；或肝气郁悖，气失畅达，血行凝滞，致气滞血瘀，或痰瘀互结，气血不能上荣脑髓，神机失养而发病。本案患者因感情问题受到刺激，肝脏疏泄失常，水渎失职，痰湿内生，久之郁而化火，肝火上炎则彻夜不眠；肝木乘土，则脾虚生痰，故不进饮食；痰火上炎则面红目赤、时有头痛；痰火扰神而出现喜怒无常、时哭时笑；舌质红绛，苔多黄腻，脉弦大皆为痰火扰神之象。故中医辨病为狂证，证属痰火扰神。该患者全腹胀满，上腹部皮肤干燥，下腹部寒热混杂，为混合型腹象，即全腹实满+燥性腹象+寒火滞腹象。

中医诊断：狂证（痰火扰神证）。

治法：清肝解郁，醒脾安神。

手法处方：患者全腹胀满如球且寒热复杂，可先以颤腹法、理腹法疏理气机，再以五指抓腹摇颤法、双手颤腹法调和寒热，再按照腹象疗法一般治疗程序进行治疗。

患者治疗过程中腹象及病证变化：在第1次治疗过程中，患者胁下有炽热感，抚之烫手，治疗20分钟后患者安然入睡，醒后情绪较前稳定。次日行第2次治疗，患者入睡较前快，且有不断排气现象。第3次治疗过程中，患者连续打哈欠10余个，且夜间可正常入睡4～5个小时。治疗7次后，患者睡眠、情绪基本正常。治疗20余次后，患者症状未再复发。1年后随访，患者病情未复发，于2002年9月参加工作，次年结婚。

第十五节　痛　经

巨某，女，48岁。初诊日期：1998年3月5日。

主诉：经期腹痛，甚则晕厥，反复发作10余年。

患者于10年前出现月经期间小腹疼痛，得热痛减，手足不温，月经有时推后，量少，经色暗而有瘀块，痛经发作时大汗出，甚则晕厥，经期服用止痛片10余年，于当地医院检查，诊断为功能性痛经，未明确病因。既往头痛病史10余年，喜喝冷饮，大便秘结，小便少，面色晦暗，两颊布满黄褐斑，患者肢冷畏寒，舌暗，苔白，脉沉紧。

腹诊：按之于腹，患者鸠尾穴处有核桃大小结块，轻按则痛，腹壁升结肠、降结肠区可触及条索状阻滞，按之刺痛，关元穴处重按可有放射痛。

中医辨病辨证辨象分析：妇女正值经期或经行前后，出现周期性小腹疼痛，或痛引腰骶，甚至剧痛晕厥者，称为痛经，又称经行腹痛。《妇人大全良方》认为痛经有因于寒者，有气郁者，有血结者。病因不同，治法各异。所创良方温经汤治实寒有瘀之痛经至今常用。《景岳全书》云："经行腹痛，证有虚实。实者或因寒滞，或因血滞，或因气滞，或因热滞；虚者有因血虚，有因气虚。然实痛者于未行之前，经通则痛自减；虚痛者于既行之后，血去而痛未止，或血去而痛益甚。大都可揉可按者为虚，拒按拒揉者为实。"不仅较为详细地归纳了本病的常见病因，还提出了关于疼痛时间、性质、程度辨虚实的见解，对后世临证多有启迪。本案患者喜喝冷饮多年，寒凝子宫、冲任，血行不畅，故经前或经期小腹冷痛；寒得热化，瘀滞暂通，故得热痛减；寒凝血瘀，冲任失畅可见月经推后，经色暗而有块；寒邪内盛，阻遏阳气故面色晦暗、肢冷畏寒；舌、脉均为寒凝血瘀之候。故中医辨病为痛经，证属寒凝血瘀。该患者鸠尾穴处有核桃大小结块，主要腹象为心下硬腹象。

中医诊断：痛经（寒凝血瘀证）。

治法：温经散寒，化瘀止痛。

手法处方：患者腹部痛点多，且畏寒怕冷，手足不温，可先将单手搓热轻放于患者腹部，患者得热痛减后，再以颤腹法、理腹法施术于腹。然后按照腹象疗法一般治疗程序进行治疗，鸠尾穴区以擘指通经消痞法进行化解，升结肠、降结肠区的条索状阻滞可用三指玄颤深耕法和四指玄摩走经法调理，小腹以五指抓腹摇颤法温补元气，调畅气机。后背以温补命门法和双手颤八髎法激发命门之火。

患者治疗过程中腹象及病证变化：治疗5次后，患者鸠尾穴处结块消失，排大便自如，大便1日一行。连续治疗14次后，患者全身发热，手脚冰凉症状消失，畏寒消失，且升结肠、降结肠区的条索状病灶消失。后续间断治疗，隔日治疗1次，20天后，患者再来月经未诉疼痛，未予止痛片。间断治疗1个月后，患者精神好，精力充沛，双颊黄褐斑消失。

第十六节　月经后期

潘某，女，37岁。初诊日期：1998年4月6日。

主诉：月经周期延后伴两腿沉累乏力2年。

患者2年前因情绪抑郁出现月经周期延后，每次延后7天以上，经血暗红，有血块，伴有双腿劳累乏力，畏寒，说话没有底气，小腹胀痛，经前胸胁乳房胀痛。之后时有失眠，焦虑，精神抑郁，痛苦难耐，自觉生活没意义。患者面色青灰，眼圈发黑。舌质红，苔微黄，脉弦数。

腹诊：心下可触及形如柿子状结块，坚硬如石，全腹冰凉，痛点遍布全腹，脐周多结节，按之呈放射痛。

中医辨病辨证辨象分析：月经周期延后7天以上，甚至3～5个月一行者，称为月经后期，亦称经行后期。本病首见于《金匮要略·妇人杂病脉证并治》中温经汤条下谓"至期不来"。《备急千金要方》中有"隔月不来""两月三月一来"的记载。《万病回春》认为过期而来，紫黑有块是气郁血滞所致。本病的发病机理有虚实之别，虚者多因肾虚、血虚、虚寒导致精血不足，冲任不充，血海不能按时满溢而经迟；实者多因血寒、气滞等导致血行不畅，冲任受阻，血海不能如期满盈，致使月经后期而来。本案患者抑郁伤肝，疏泄不及，气机不畅，血为气滞，胞宫、血海不能按时满溢，故经行后期，经量减少；肝郁气滞，经脉壅阻，故小腹、胸胁、乳房胀痛；脉弦为气滞之象，若肝郁化热则舌红，苔微黄，脉弦数。故中医辨病为月经后期，证属气滞证。该患者全腹冰凉，心下坚硬，脐周多结节，为混合腹象，即心下硬腹象+寒性腹象+脐周结节。

中医诊断：月经后期（气滞证）。

治法：理气行滞调经。

手法处方：患者心下坚硬如石，有形如柿子状的结块，乃是长期抑郁、气滞血瘀所形成的病灶，指法化解此处时当以擘指通经消痞法或剑指化癥破气法为先，且需要加强意念穿透力，按腹象疗法一般治疗程序进行治疗，患者此类结块化开后可能会引起腹胀或呃逆，要及时以理腹法或颤腹法促进病气排出。

患者治疗过程中腹象及病证变化：治疗3次后，患者出现排气增多，手脚开始发热。治疗10次后，患者睡眠质量改善，心下柿子状结节开始缩小，经血逐渐正常，面色开始荣润。治疗16次后，患者黑眼圈消失，精力旺盛。

注：腹象疗法治疗的病例中，常可见到舌象、脉象与腹象不符的情况，如舌象、脉象显示热证，而腹象却是一片寒象，结合问诊和患者整体情况我们不难区分真假，所以腹诊在临床诊断中区分真假寒、热、虚、实时至关重要。

第十七节　癥　瘕

姜某，女，45岁。初诊日期：2013年10月4日。

主诉：经期腹痛伴月经量减少15年。

患者于15年前出现月经期间腹痛，有时自服止痛药后仍不缓解，后出现月经量减少，经期缩短，经行腹痛较剧，经色紫暗有块，腰酸膝软，头晕耳鸣，手脚不温，畏寒怕冷，面色无华，舌暗，脉弦细。10年前行腹部彩超发现多发子宫肌瘤（6个），未予处理。患者既往体健。

腹诊：患者心下可触及气团状阻滞，脐周坚硬胀满，抵抗感强，两侧天枢穴压痛，下腹部广泛分布散在结节，按之疼痛。

中医辨病辨证辨象分析：妇人下腹有结块，或胀，或痛，或满，或异常出血者，称为癥瘕。癥者有形可征，固定不移，痛有定处；瘕者假聚成形，聚散无常，推之可移，痛无定处。一般以癥属血病，瘕属气病，但临床常难以划分，故并称癥瘕。癥瘕的发生，主要由于机体正气不足，风寒湿热之邪内侵或情志因素、房室所伤、饮食失宜，导致脏腑功能失常，气机阻滞，瘀血、痰饮、湿浊等有形之邪凝结不散，停聚下腹胞宫，日月相积，逐渐而成。由于病程日久，正气虚弱，气、血、痰、湿互相影响，故多互相兼夹而有所偏重，极少为单纯的气滞、血瘀或痰湿。主要病因病机可归纳为气滞血瘀、痰湿瘀结、湿热瘀阻和肾虚血瘀。本案患者先天肾气不足，肾气虚则气血瘀滞，故下腹结块；肾虚血瘀，胞脉阻滞，不通则痛，故经来腹痛，婚久不孕；腰为肾之府，肾开窍于耳，肾虚故腰酸膝软，耳鸣；舌暗，脉弦细，均为肾虚血瘀之征。该患者主要为混合型腹象，即心下满腹象+脐周坚满腹象+少腹硬结。

中医诊断：癥瘕（肾虚血瘀证）。

治法：补肾活血，消癥散结。

手法处方：按腹象疗法一般治疗程序进行治疗，两侧天枢穴压痛，治疗过程中可一侧用擘指通经消痞法，另一侧用剑指化癥破气法，两侧同时进行治疗，下腹部增加五指抓腹摇颤法的治疗时间，以促进癥瘕散开，配合拿腹法和颤腹法缓解疼痛。

患者治疗过程中腹象及病证变化：治疗3次后，患者心下气团状阻滞消失，手脚不温改善。治疗7次后，腹痛消失，次月月经排出大量黑色血块。间断治疗3个月后，复查腹部彩超，子宫肌瘤减少（由6个减少为4个）。

第十八节　不孕症

案例1

董某，女，26岁，某银行职员。初诊日期：2003年8月23日。

主诉：不孕3年。

患者诉已结婚3年，婚后有正常性生活，未避孕，但始终不能受孕，夫妻二人于当地医院进行全面检查，均未发现异常，后予中药调理半年，仍未怀孕。患者时有月经迟发，经色淡暗，性欲淡漠，少腹冷，带下量多，清稀如水，偶有头晕耳鸣，腰膝酸软，夜尿多，手脚冰凉，不喜热饮，平素爱好冷饮，眼眶暗，面部有斑，舌质淡，脉沉细尺弱。

腹诊：患者鸠尾穴可触及气团阻滞，全腹冰凉，脐下腹部凉甚，脐周可触及散在结块，按之有压痛。

中医辨病辨证辨象分析：肾阳不足，命门火衰，阳虚气弱，肾失温煦，不能触发氤氲乐育之气以摄精成孕，故不孕；肾阳亏虚，天癸不充，故月经迟发；阳虚水泛，水湿下注任带，故带下量多，清稀如水；腰膝酸软、面部斑多、脉沉细尺弱均为肾阳亏虚之征。该患者心下有气团阻滞，且全腹冰凉，脐周散在结块，为混合腹象，即心下满腹象＋寒性腹象＋脐周包块腹象。

中医诊断：不孕症（肾阳虚证）。

治法：温肾暖宫，调补冲任。

手法处方：按腹象疗法一般治疗程序进行治疗，增加五指抓腹摇颤法、温补命门法、颤腹法和双手颤八髎法的施术时间，以提升患者肾阳，激发命门之火。

患者治疗过程中腹象及病证变化：治疗1次后，患者手脚发热，嗳气增多。治疗7次后，患者排气增多，食欲较前好，下腹部冰凉改善。治疗1个月后，患者嗓子冒凉气，小腹柔软且温暖。治疗2个月后，患者月经一直未来，医院检查，证实已孕。

案例2

马某，女，27岁。初诊日期：2018年12月3日。

主诉：怀孕困难伴月经不调2年余。

患者于2017年11月底因月经后期、量少、色淡、质稀渐至闭经，去医院检查，诊断为右卵巢交界性肿瘤，2017年12月初行肿瘤切除手术治疗，术后于家中自行调理。患者平日自觉手脚冰凉，腰膝酸软，虽活动但不易出汗，小便清长，大便不实，易疲劳，疲劳时视物模糊，性欲淡漠，形体肥胖，多毛，每日起床后口干舌燥，时有耳鸣，时有腹胀，食欲差，舌淡，苔白，脉细无力。

腹诊：全腹部湿凉，略显浮肿，全腹多处压痛点，剑突下组织张力增高，胃脘部实硬，两侧天枢穴附近有两个乒乓球大小的结节，左侧略大，关元穴、气海穴皮肤肌肉松软无力。

中医辨病辨证辨象分析："不孕"之病名，早在《内经》中就有记载。《素问·骨空论》云："督脉者……此生病……其女子不孕。"前人将原发性不孕称为"全不产"，将继发性不孕称为"断绪"或"断续"。中医学认为，肾气盛，天癸成熟，可使任脉流通，冲脉气盛，作用于子宫、冲任，使之气血调和，男女适时交合，两精相搏，则胎孕乃成。若肾气虚衰，损及天癸，冲任失调，气血失和，均能影响胎孕之形成。"五不女"中先天性的生理缺陷如螺、纹、鼓、角、脉而致的不孕，则非药物所能奏效。肾藏精，精化气，肾中精气的盛衰主宰着人体的生长、发育与生殖，并主宰肾—天癸—冲任—胞宫生殖轴功能协调。若先天肾气不足或房事不节，久病伤肾，肾气暗耗，则冲任虚衰，胞脉失养，不能摄精成孕；若肾阳不足，命门火衰，冲任失于温煦，则不能摄精成孕；若肾阴不足，精血亏损，胞失滋润，甚或阴虚火旺，血海蕴热，冲任失调，均不能摄精成孕，发为不孕症。本案患者月经紊乱，甚至闭经，为生殖轴功能失调；手脚冰凉，腰膝酸软为肾阳不足，不能温煦所致；肾阳衰微不能化水，故见小便清长、大便不实；阳精亏虚时可出现腰膝酸软、易疲劳、耳鸣等表现，舌脉均为肾阳虚表现。故中医诊断为不孕症，证属肾阳虚。该患者腹象复杂，为多种混合腹象，即寒性腹象+心下痞腹象+胃脘硬腹象+少腹虚软腹象。

中医诊断：不孕症（肾阳虚证）。

治法：补肾壮阳，调补冲任。

手法处方：患者全腹湿凉，上实下虚，先以理腹法和双手颤腹法调畅气机，再按照腹象疗法一般治疗程序进行治疗，治疗过程中上腹部增加擘指通经消痞法、剑指化癥破气法和三指玄颤深耕法的施术时间，以化解胃脘部石硬、天枢穴附件结节。下腹部增加五指抓腹摇颤法和揉腹法的施术时间，后背以温补命门法和双手颤八髎法激发命门元气。

患者治疗过程中腹象及病证变化：患者自述12月3日治疗结束后，自觉耳清目明，夜间入睡快，次日起床后无口干舌燥感，排便1次，量大色黑且臭。12月4日治疗后，嗳气增多，腹胀，排气增多，脸热，手指热，自觉腹内有气窜动。12月16日治疗后，食欲大好，持续排气，略感恶心，疲惫，入睡快。12月19日治疗4次后，患者感觉精神气足，活动后汗出，精力旺盛，嗳气减少。12月22日第5次治疗后，患者自觉腹部暖和，腹内有气流涌动，腰围减少，体重减轻2.5kg。后随访，患者次年初怀孕且顺利生产一子。

第十九节 阳 痿

案例 1

王某，男，29岁，记者。初诊日期：1998年10月12日。

主诉：生殖器勃起困难2年余。

现病史：患者于2年前因房事过度出现生殖器勃起困难，伴头晕、耳鸣、脱发，自觉双下肢无力，双脚踝酸痛，时有腹胀，症状逐渐加重，致患者情绪低落，郁郁寡欢，精神萎靡。患者面色晦暗，双眼无神，不欲饮水，嘴唇发黑，舌苔薄，舌体色暗，脉虚细。

腹诊：患者鸠尾穴至中脘穴有条带状硬结阻滞，下脘部有核桃大小结节，全腹部寒凉如冰。

中医辨病辨证辨象分析：勃起功能障碍是指阴茎持续不能达到或维持足够的勃起以完成满意的性生活，病程持续3个月以上者。中医学把本病命名为"阳痿"。无论是古代医家还是现代医家，均认为肾是导致该病发生的关键脏腑。中医认为，肾主司机体一身之阴阳，房事过度，房劳伤肾，命门火衰，肾阳不足，阳损及阴，不能温养宗筋，导致阳痿不举，正如巢元方在《诸病源候论》中言"肾虚不能荣于阴器，故痿弱也"。王清任在《医林改错》中言"元气既虚，必不能达于血管，血管无气，必停留而瘀"。而瘀血内阻正好是造成勃起功能障碍发生的关键病因。此患者头晕、耳鸣、脱发、双下肢无力、面色晦暗、不欲饮水、嘴唇发黑、脉虚细为肾阳虚衰、元气不足之象，故中医辨病为阳痿，证属肾阳虚衰、元气不足。该患者鸠尾穴至中脘穴有条带状硬结阻滞，且全腹部寒凉，为混合型腹象，即寒性腹象+腹区任脉结滞腹象。

中医诊断：阳痿（肾阳虚衰，元气不足证）。

治法：温肾补阳，振奋元气。

手法处方：此案患者治疗重点是振奋命门之火，激发元阳，按照腹象疗法一般治疗程序进行治疗，背为阳，腹为阴，腹、背治疗同等重要，重点以三指玄颤深耕法和四指玄摩走经法化解腹部条带状硬结阻滞，以五指抓腹摇颤法、温补命门法、双手颤八髎法激发元气，振奋元阳。

患者治疗过程中腹象及病证变化：治疗3次后，患者肠鸣音增加，排便次数增加并伴有矢气增多，口渴欲饮热水。治疗12次后，患者腹胀消失，双下肢无力明显好转，未诉脚踝酸痛，且患者早晨出现晨勃现象。治疗20次后，诸症悉除。3个月后随访，患者病情未复发。

案例2

程某，男，39岁，工人。初诊日期：1999年10月25日。

主诉：生殖器勃起困难，伴头晕、胸闷憋气、双下肢酸沉乏力1年。

现病史：患者于1年前高烧后出现勃起困难，不能进行夫妻生活，自述时有头晕，胸闷憋气，时有胸胁或少腹胀满窜痛，情志抑郁，易怒，善太息，双下肢乏力，酸沉，全身畏寒，手脚冰凉，睡眠差。患者曾于当地医院尝试中药、针灸、艾灸等治疗，未见明显好转。患者面色萎黄，舌红，苔白，脉弦细。

腹诊：腹部皮肤干涩、寒凉，右胁下、鸠尾穴区及中脘穴处按压阻力较高，下腹部多处不规则结节。

中医辨病辨证辨象分析：与前案肾虚所致阳痿不同，阴茎勃起的自如还有赖于肝经之气血的滋润濡养，肝之功能正常，则气血能够达于宗筋。肝为刚脏，主疏，性喜条达，若情志内伤，实邪内阻，肝主疏泄功能异常，肝经之气血无法滋养宗筋，则宗筋所聚不能，阳道不振。此患者全身畏寒，手脚冰凉为命门火衰之证；胸闷憋气，时有胸胁或少腹胀满窜痛，情志抑郁，易怒，善太息，脉弦细为肝郁气滞之象，故中医辨病为阳痿，证属命门火衰、肝郁气滞。该患者腹部寒凉，且心下及胃脘痞塞，少腹有多处不规则结节，为混合型腹象，即寒性腹象+心下痞腹象+胃中痞腹象+少腹结节。

中医诊断：阳痿（命门火衰，肝郁气滞证）。

治法：温补命门，疏肝解郁。

手法处方：按照腹象疗法一般治疗程序进行治疗，以三指玄颤深耕法和四指玄摩走经法化解腹部不规则结节，以五指抓腹摇颤法、温补命门法、双手颤八髎法激发元气，振奋元阳。

患者治疗过程中腹象及病证变化：治疗1次后，患者出现咽喉干，欲饮热水。治疗5次后，患者自觉全身瘙痒。治疗14次后，患者双脚发热，脚心可见汗出。治疗1个月后，患者头晕、胸闷憋气症状消失，清晨可有晨勃出现，可顺利进行夫妻生活。

第二十节　淋　证

梁某，男，59岁，某大学教授。初诊日期：1999年8月21日。

主诉：耻骨上疼痛伴尿频、尿急18年。

患者自述18年前因生活不规律出现耻骨上疼痛，小便频数短涩，灼热刺痛，少腹拘急胀痛，溺色黄赤，症状逐渐加重，时有腰痛拒按，口苦呕恶，时有大便秘结，舌红，苔白腻或黄腻，脉滑数。于当地医院就诊，诊断为慢性前列腺炎，予口服中西药治疗，效果不明显。既往慢性乙型肝炎多年。

腹诊：胃脘部可触及网球大圆形硬块，按之疼痛，耻骨上小腹冰凉且疼痛，且有核桃大小硬块形成，按之有放射痛。

中医辨病辨证辨象分析：慢性前列腺炎，从症状来看，属于中医的"淋证"范畴，淋证是因肾、膀胱气化失司、水道不利而致的以小便频急、淋沥不尽、尿道涩痛、小腹拘急、痛引腰腹为主要临床表现的一类病证。淋之名称，始见于《内经》，《素问·六元正纪大论》称其为"淋闭"，《金匮要略·五脏风寒积聚病脉证并治》称其为"淋秘"，《金匮要略·消渴小便利淋病脉证并治》对本病的症状作了描述，其言："淋之为病，小便如粟状，小腹弦急，痛引脐中。"指出淋证以小便不爽、尿道刺痛为主症。本案患者为湿热之邪客于膀胱，气化失司，水道不利，则小便频急短涩，灼热刺痛，少腹拘急胀痛；湿热蕴蒸，故尿色黄赤；腰为肾之府，湿热之邪侵犯于肾，则腰痛拒按；上犯少阳，口苦呕恶；舌红，苔白腻或黄腻，脉滑数皆为湿热之象。故中医辨病为淋证，证属热淋。该患者胃脘部可触及硬块，且少腹拘急疼痛，存在结块，为混合腹象，即胃脘硬腹象+少腹拘急+少腹硬结。

中医诊断：淋证（热淋）。

治法：通腹导滞，泄热通淋。

手法处方：患者胃脘部有硬块，按之疼痛，小腹冰凉且疼痛，可先以滚腹法、拿腹法、抓腹法使患者整个腹部略松解，后续再按照腹象疗法一般治疗程序进行治疗，除了运用擘指通经消痞法消除胃脘部硬块外，可增加缠法对于痛点的治疗，同时增加颤腹法的使用时间，以减少患者痛感，促进化解的邪气排出。

患者治疗过程中腹象及病证变化：治疗7次后，患者耻骨上疼痛减轻，排尿舒畅，尿频症状减轻。治疗10次后，患者耻骨上疼痛消失，腰酸背痛消失，下肢乏力改善。间断治疗半个月后，患者精神好转，面色荣润，诸症悉除。

策划编辑：肖培新

责任编辑：肖培新　宋　佳

何氏腹象疗法是何常永先生在家传腹部诊疗技术的基础上通过反复临床实践验证、不断探索改良所创立的一门独特的中医外治疗法。此疗法诊依腹象，疗以五指，通过在腹部施术，通经络，调气机，祛邪扶正，对多种身心疾病有明显的治疗作用。

读中医药书，走健康之路

扫一扫　关注中国中医药出版社系列微信

中医出版
（zhongyichubqn）

悦读中医
（ydzhongyi）

ISBN 978-7-5132-9265-8

9 787513 292658 >

定价：39.00 元